中医文化与健康

《中医文化与健康》编写委员会 编

根据国家颁布的《中医药发展战略规划纲要（2016—2030年）》《中医药法》

教育部颁发的《完善中华优秀传统文化教育指导纲要》编写

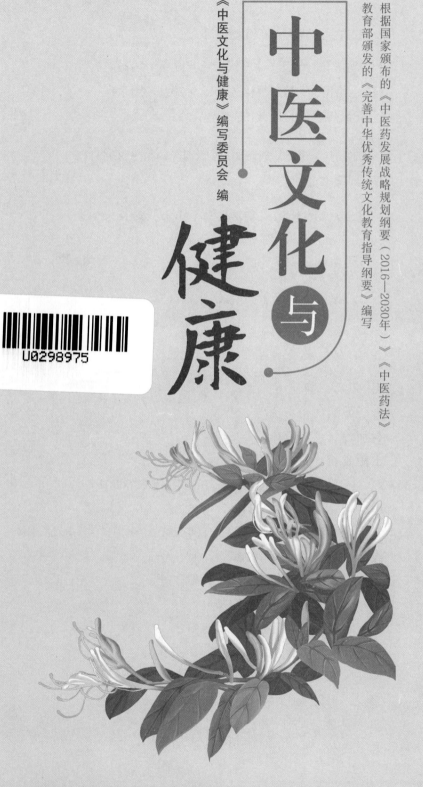

山东城市出版传媒集团·济南出版社

图书在版编目（CIP）数据

中医文化与健康 /《中医文化与健康》编写委员会
编. -- 济南 : 济南出版社, 2021.1（2021.9重印）
ISBN 978-7-5488-4311-5

Ⅰ.①中… Ⅱ.①中… Ⅲ.①中国医药学—文化
Ⅳ.①R2-05

中国版本图书馆CIP数据核字（2020）第168243号

中医文化与健康
ZHONGYIWENHUAYUJIANKANG

《中医文化与健康》编写委员会　编

出 版 人	崔　刚	
责任编辑	许春茂	
封面设计	胡大伟	
出版发行	济南出版社	
地　　址	山东省济南市二环南路1号（250002）	
编辑电话	0531-86131717	
发行电话	0531-67817923　86922073　86131701　86131704	
经　　销	各地新华书店	
印　　刷	济南市新科印务有限公司	
版　　次	2021年1月第1版	
印　　次	2021年9月第2次印刷	
成品尺寸	185 mm×260 mm　16开	
印　　张	8.5	
字　　数	160千字	
印　　数	4001—6000册	
定　　价	35.00元	

（济南版图书，如有印装质量问题，请与印刷厂联系调换）

《中医文化与健康》编写委员会

主　审　武继彪

主　编　王诗源　庄　严　匡建民

副主编　张　彤　陈莉军

编　委　尹永田　常现兵　孟庆岩

　　　　　颜培正　常　兴　汤继芹

前　言

中医在我国有着几千年的发展历史，护佑着人民的健康与福祉，并引领大众形成了独特的生命观、疾病观、防治观、养生保健观。中医学是祖先留给我们的宝贵财富，是中华优秀传统文化中的一块瑰宝，是打开中华文明宝库的钥匙，对世界文明的发展也产生了促进作用。

《新时代爱国主义教育实施纲要》第12条指出要"传承和弘扬中华优秀传统文化"，要"深入实施中华优秀传统文化传承发展工程，推动中华文化创造性转化、创新性发展"。中医作为中华优秀传统文化的杰出代表，值得我们去学习，去传承。为此，我们邀请了国内知名的中医学专家、传统文化教育专家根据国家《中医药发展战略规划纲要（2016—2030年）》《完善中华优秀传统文化教育指导纲要》《中华人民共和国中医药法》等文件精神和法律条例，结合中医文化的一线教学实践经验，共同编写了《中医文化与健康》一书。

本书属中医科普类图书，内容由绪论和五个章节组成。绪论部分从宏观上介绍了中医学的基本思想、中医学的经典著作、中医缔造的辉煌成就等。剩下的五个章节分别从中医的哲学观、生命观、疾病观、诊疗观及预防观五个方面对中医文化与健康进行了详细的讲解。通过对这本书的学习，读者能够初步了解中医的知识框架，建立起中医的思维模式，在心中种下一颗传承中医文化的种子。

本书以中医文化知识为载体，把中华传统文化、家国情怀渗透其中，让读者在学习领悟中医的精髓和思想的过程中，感受祖国传统文化的博大精深，增强民族归属感和文化认同感，坚定中华文化自信，树立良好的道德观、人生观、健康观。

由于编写时间仓促，编者水平有限，书中难免存在不妥之处，恳请各位中医学专家、传统文化教育专家和广大读者批评指正。

编　者

2020年8月

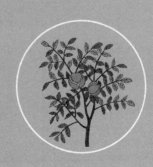

绪 论

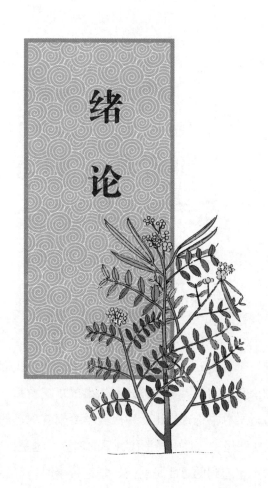

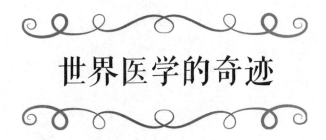

世界医学的奇迹

中华民族是一个有着五千年文明历史的伟大民族，我们的祖先用自己的勤劳和智慧创造了光辉灿烂的文化，为世界文明的发展做出了卓越贡献，为人类的智慧宝库留下了极其珍贵的财富。习近平总书记曾指出，中医药学凝聚着深邃的哲学智慧和中华民族几千年的健康养生理念及实践经验，是中国古代科学的瑰宝，也是打开中华文明宝库的钥匙。

说起中医，大家想到的可能是扁鹊、华佗、李时珍等名医，也可能是药店里一排排写着奇怪名字的药匣子和又黑又苦的药汤，那中医到底是什么呢？

中医是中国的传统医学，是劳动人民在同疾病做斗争的过程中凝聚起来的智慧和经验的结晶；是在古代朴素唯物论和辩证法的思想指导下，在长期的治病救人的实践中，总结和建立起来的医学理论体系；是数千年来护佑中华民族乃至全世界人民健康的世界医学奇迹。中医有什么独树一帜的思想，又创造了多少令人叹为观止的辉煌，现在就让我们一起来了解一下吧。

中医的两大思想精髓——整体观念和辨证论治

中医绵延发展数千年，至今仍发挥着巨大作用，为人类的健康保驾护航。她之所以能保有如此强大的生命力，历经几千年而不衰，是因为中医理论体系中有两大思想精髓：整

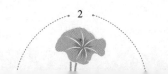

体观念和辨证论治。

所谓整体观念，就是中医把人体看成一个不可分割的整体，中医认为每个器官、组织、部位之间都存在一定的逻辑上的潜在联系，任何外在疾病症状的发生都与身体内在脏腑有直接或间接的关系。中医的治疗思维不是"头疼医头，脚疼医脚"，而是把人看成一个整体来分析。例如在治疗高血压患者的头胀头痛时，医生会将一味叫作吴茱萸的中药捣碎，然后用白醋调成糊状，再敷在足底涌泉穴的位置。这样可以把人体上部异常滞留的气血向下引导到足底，从而消除头胀头痛的症状。这种治疗方法就是整体观念指导下的上病下治。

中医的整体观念除了认为人体本身是一个上下内外相互联系的有机整体外，还认为人和自然、人和社会也是一个整体。因为人和自然是一个整体，所以中医在预防保健和疾病治疗时都会充分考虑四季、昼夜、节气、地域、气候等因素。中医还特别强调情志对人体健康的影响。中医理论认为，突然、强烈或者长久的情志刺激会对脏腑的功能造成影响，严重者会引发疾病，因此，中医把过度的喜、怒、忧、思、悲、恐、惊七种情绪列为致病因素。因为人的情绪源于人在社会中的存在，所以人与社会整体和谐是身体健康的重要保障。

那什么是辨证论治呢？要弄清辨证论治，我们首先要分清中医的"证"与"症"的区别："症"是症状，而"证"是疾病在发生和演变过程中的某一阶段的本质反映。"证"由一组相对固定、有内在联系的症状和体征构成，因此可以把"证"看作是人体病理状态的一种分类。所以，辨证论治就是根据疾病所归属的证的类型，来确定具体的治疗方案。辨证论治思想的典型应用包括"同病异治"和"异病同治"两个方面。如武松体壮如牛，在景阳冈上喝酒、打虎时出了一身汗，山风一吹得了感冒，发热全身痛，无汗恶寒。林黛玉弱不禁风，心情抑郁，在葬花时劳倦出了汗，被风一吹也得了感冒，怕风出虚汗，虚喘咳嗽。同样是得了感冒，武松和林黛玉的体质不同，病因不同，感冒后的症状也不同，所以他们二人的"证"不同，中医治疗时采用的治疗方法也会完全不同，这就是"同病异治"。再比如一名儿童得了腹泻，一位老人得了胃下垂，两人得的是完全不同的疾病，但中医辨证论治认为两人的"证"都是"中气亏虚"（以脾胃消化功能虚弱为主的"证"），都可用补益脾胃的方剂"补中益气汤"来进行治疗，这就是"异病同治"。

中医学的四大经典著作

同学们看武侠小说的肯定都知道，武林每一个门派都有自己的秘籍，学会秘籍，就会内力大增。中医学也有自己的秘籍，掌握了这些秘籍，就能打通中医学的"任督二脉"，打开中医学的大门。《黄帝内经》《难经》《伤寒杂病论》《神农本草经》是中医学最重要的"秘籍"，合称中医学四大经典，是中医理论体系的奠基之作。现在就让我们来逐一认识一下吧。

《黄帝内经》简称《内经》，全书由《素问》和《灵枢》两部分组成。金庸的武侠小说《飞狐外传》中女药师"程灵素"的名字就是取自《灵枢》和《素问》。《黄帝内经》是我国现存最早的医学典籍，它构建了中医学理论的框架。《黄帝内经》中包含了政治、天文、地理等多个学科的丰富知识，是一部围绕生命问题展开的百科全书。《黄帝内经》被后世奉为"医之始祖"，时至今日，中医最基础的理论和观点，仍是以该书为依据。

《难经》原名《黄帝八十一难经》，又称《八十一难》，是中医现存较早的经典著作，相传是医宗扁鹊所著。扁鹊是战国末年齐国卢（今济南长清区）人，是我国载入正史的第一位大医学家。《难经》中的每一难都是围绕《黄帝内经》提出来的一个论点，在进行了重点讨论后，归纳成书。《难经》以问答的形式介绍了藏象、经络、病因、脉诊、针灸等中医学的基础知识，补充了《黄帝内经》的一些不足，并与《黄帝内经》一起构建了中医理论框架。

《伤寒杂病论》是东汉末年杰出医学家张仲景的著作，是我国第一部临床治疗学方面的巨著。在这本书中张仲景将中医理论和临床实践密切结合，确立了"辨证论治"的理论体系。自古有"半部伤寒治天下"之说，《伤寒杂病论》中所载的药方至今仍被广泛地应用于临床各科疾病的治疗当中。《伤寒杂病论》还有三个世界第一，即首次记载了人工呼吸法、药物灌肠法和胆道蛔虫病治法。

《神农本草经》是我国现存最早的药物学专著，是秦汉时期的众多医家搜集、整理的当时中医用药的相关经验成果的合集，是对中医药的第一次系统的总结。《神农本草经》中记载了365种药物，作者根据药物的作用将它们分为上、中、下三品来进行讲述。书中首次提出了"君臣佐使"的药物配伍原则，这一原则和其他的中药学理论在中医几千年的用药实践方面发挥了巨大的指导作用，是中医药物学理论发展的源头。

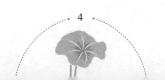

数不胜数的丰碑——中医缔造的辉煌成就

在"神农尝百草，日遇七十二毒"的探索精神的指导下，在数千年的发展历程中，除了中医学四大经典外，中医也创造了数不胜数的辉煌成就，下面就简单列举几例。

我们尊称医术高明的医生为"华佗再世"，这是为何呢？华佗是东汉末年的著名医学家，精通内、妇、儿、针灸各科，尤其擅长外科，精于手术，被后人誉为"外科鼻祖""外科圣手"。后人多用神医华佗来称呼他，并以"华佗再世""元化重生"来称誉医术精湛的医生。华佗发明了中药麻醉剂"麻沸散"，开创了世界麻醉药物的先例，比西医发明的手术麻醉药提早了1600多年。此外，华佗还是中国传统导引养生功法"五禽戏"的创编者。2006年，华佗五禽戏被批准列入安徽省级非物质文化遗产名录，2011年又被国务院批准列入第三批国家级非物质文化遗产名录。

晋朝葛洪所著的《肘后备急方》记录的各种急慢性病的治疗方法，创造了多个世界首例。如书中有世界上最早的有关天花、恙虫病、结核病等的记载，比西方国家提早了几百年到上千年不等；介绍了用海藻治疗甲状腺肿大的病例，开创了用含碘食物治疗甲状腺疾病的先例。

隋朝建立的专门负责医学教育工作的"太医署"，是世界上最早的官办医学教育机构。隋朝巢元方主持编纂的中国第一部病因症候学专著《诸病源候论》对内、外、妇、儿各科，共计67大类病的病因、症候等做了阐述。书中记录的对某些寄生虫病、皮肤病、传染病病因的认识，在现在看来仍具有非常高的科学水平。

唐朝孙思邈集毕生精力写成的《备急千金要方》，是中国历史上第一部临床医学百科全书，被国外学者推崇为"人类之至宝"。书中记录的对小便不通的病人采用的细葱管插入尿道治疗的方法，比西方利用橡皮管导尿早1200多年。孙思邈提出的"大医精诚"的行医准则，是中华民族高尚的道德情操和卓越的文明智慧在中医药中的集中体现。

宋朝是中医药发展的鼎盛时期，朝廷专设"太医局"用于培养中医人才。宋朝著名的针灸学家王惟一主持设计铸造了两具针灸铜人，用于考察学员的穴位定位能力。在针灸铜人体内有木雕的五脏六腑和骨骼，因此铜人不仅可以用于针灸教学，还可以用于解剖教学，这比西方的解剖模具早了近800年，是中国医学教育发展史上的一大创举。

《钦定四库全书总目卷·子部十三·医家类一》中有言："儒之门户分于宋，医之门户分于金元。"金元时期，战乱不断，人民生活贫苦，疾病流行，医家结合各自的临床经

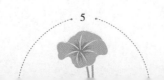

验，自成一说，逐渐形成了不同的流派。金元四大家就是这个时期形成的对后世影响较大的四大医学流派，简称金元四家。金元四大家是指刘完素的火热派、张从正的攻邪派、李东垣的脾胃派和朱丹溪的滋阴派。

明朝李时珍历时27年之久写成了《本草纲目》。这本书不仅为我国药物学的发展做出了重大贡献，还对世界医药学、植物学、动物学、矿物学、化学的发展造成了深远影响。《本草纲目》先后被翻译成日、法、英、德、俄等多国文字，传遍五大洲，被称为"古代中国百科全书"，李时珍也被誉为"东方达尔文"。

中医历经数千年的沉淀，早已形成独具特色的中医基础理论和临床诊疗手法，也留下了很多生动有趣的诊疗故事与文化典故，后面我们将正式迈进中医学的大门，学习中医的文化与健康知识。

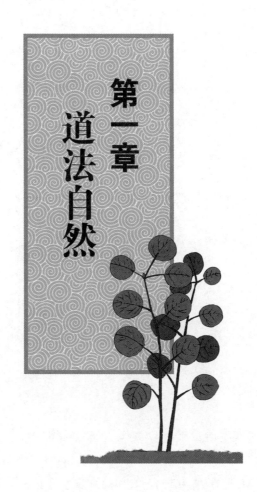

第一章
道法自然

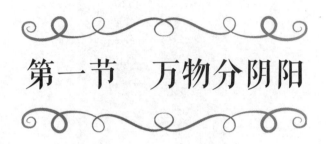

第一节 万物分阴阳

◎ 导　言 ◎

一说到阴阳，大家脑海中就会出现黑白太极图的样子，会觉得它高深莫测，玄妙无比。其实，阴阳在我们日常生活中无处不在，比如晴天为阳，雨天为阴；白天为阳，夜晚为阴；山南为阳，山北为阴。阴阳和我们的中医学有什么关系呢？让我们一起来探索吧！

◎ 中医学堂 ◎

阴阳，含有古代朴素的对立统一思想和方法论的内容，是古贤哲用以认识世界和解释世界的一种自然观和方法论，是古人对自然现象进行长期观察并加以归纳、抽象的产物。阴阳学说认为：世界是物质性的整体；阴阳两个方面的相互作用存在于一切事物之中，是事物发生和发展、变化的内在动力。

中医学用阴阳学说来阐释生命的起源和本质，来分析人体的生理功能、病理变化，来进行疾病的诊断和治疗方案的制订。因此，中医学的阴阳学说是理解和掌握中医学理

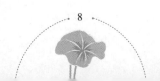

论体系的一把钥匙，要想弄懂中医，就必须要弄明白"阴阳"。

什么是阴阳

阴阳的本义是指日光的向背，向日为阳，背日为阴。古人发现，向阳处往往温暖明亮，给人一种积极的、向上的、明亮的、温暖的感觉，而背阳处往往是寒凉晦暗的，给人一种消极的、向下的、黑暗的、寒冷的感觉。后来，人们在阴阳本义的基础上，取象比类，把向日所具有的特性抽象出来，归属于阳；把背日所具有的特性抽象出来，归属于阴。所以，天地、日月、昼夜、水火、上下等相互关联又相互对立的事物和现象，都能用阴阳来加以概括。

阴阳属性分类表

阳	运动	外向	上升	温热	明亮	无形	功能	兴奋	推动	温煦
阴	静止	内守	下降	寒冷	晦暗	有形	物质	抑制	凝聚	滋润

阴阳的基本特性

阴阳具有普遍性。相互关联的事物或同一事物内部相关联的部分，都可以用阴阳来归类或分析各自的属性，如天与地、动与静、水与火、出与入等。《黄帝内经·素问·阴阳应象大论篇》中说："阴阳者，天地之道也，万物之纲纪，变化之父母，生杀之本始，神明之府也。"意思就是说宇宙万物运动变化都需要遵循阴阳对立统一这一总规律，所以说阴阳具有普遍性。

阴阳具有相对性。事物的阴阳属性不是绝对和固定不变的，而是相对和运动变化的。这种相对性表现在三个方面：第一是阴阳无限可分，即阴阳中有阴阳。如昼为阳，夜为阴，而上午阳光日渐强烈，故为阳中之阳，下午太阳西斜，阳光逐渐减少，故为阳中之阴。第二是相比较而分阴阳，事物的阴阳属性根据不同参照物而有所区别。例如春天与冬天比较而言，春天相对温热属阳；但春天与夏天相比，春天又偏寒凉而属于阴了。第三是阴阳可以相互转化，即在一定条件下，阴可以转化为阳，阳也可以转化为阴。以季节变化为例，夏季热极之时，为阳盛之极，此后阴开始萌生，随着阴渐盛而及秋而冬；冬季寒极之时，为阴盛之极，此后阳开始萌生，随着阳渐盛而及春而夏。

阴阳具有关联性。阴阳之间的关联性主要包括对立制约、互根互用和消长平衡。阴阳的对立制约是指阴阳之间相互制约相互消长的关系。阴阳相互制约相互消长的结果是阴

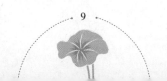

阳取得动态平衡，这种平衡被称为阴平阳秘。只有阴阳维持动态平衡，事物才能一直发展变化下去，自然界才能生生不息。阴阳的互根互用是指阴阳之间相互依存、互为根本的关系，即阴阳双方互为彼此存在的前提和条件。如没有天就无所谓地，没有上就无所谓下。此外，阴阳的互根互用也指阴阳双方可以相互资生、促进和助长对方。阴阳的消长平衡是指阴阳双方的量和比例不是静止不变的，而是互为消长增减的。如一年之中，从冬至到春分再到夏至，阳气渐长而阴气渐消，故气温日增；从夏至到秋分再到冬至，阴气渐长而阳气渐消，故气温日降。

阴阳学说在中医学中的应用

阴阳学说用阴阳来归纳自然界的万事万物，来探讨它们之间的相互关系，并以其相互关系来解释事物发生、发展和变化的内在机理。古代医学家用阴阳学说来分析人体的组织结构、病理变化，也用阴阳指导疾病的诊断和治疗。

分析人体的组织结构。从阴阳学说的角度来看，人体是一个极为复杂的对立统一体。人体上下、内外、表里、前后各组织结构之间，以及每一组织结构的各组成部分之间，无不包含着阴阳的对立统一关系。就人体部位来说，上半身属阳，下半身属阴；体表属阳，体内属阴；四肢外侧为阳，内侧为阴。就脏腑来说，心、肺、脾、肝、肾五脏为阴，胆、胃、大肠、小肠、膀胱、三焦六腑为阳；五脏之中，心、肺为阳，肝、脾、肾为阴；心肺之中，心为阳，肺为阴。

分析人体的病理变化。只有当人体的阴阳在对立斗争中维持着动态平衡的状态时，机体才能进行正常的生命活动。如果人体的阴阳对立斗争激化，动态平衡被打破，出现阴阳失调，那机体就会出现疾病。

疾病的发生发展过程就是邪气与正气一较高低的过程。邪气是各种致病因素的总称，而正气与邪气相对，泛指人体的机能活动，如调节机能、防御机能等。邪气有阴邪（如寒邪、湿邪等）和阳邪（如风邪、火邪等）之分，正气又有阴精和阳气之别。如邪正斗争导致阴阳失调，那机体就会出现各种各样的病理变化，这种病理变化的基本规律不外乎是阴阳偏盛或偏衰。如暑热之邪侵入人体可造成人体阳气偏盛，出现高热、汗出、口渴、面赤、脉数等症状。又如久病耗阴或素体阴液亏损，可出现潮热、盗汗、五心烦热、口舌干燥、脉细数等症状。

指导疾病的诊断和治疗。阴阳学说在诊断学中的应用，主要是分析望闻问切四诊收集

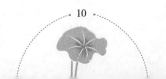

来的临床资料和辨别证候。如语声高亢洪亮者属阳，低微无力者属阴；呼吸有力、声高气粗者属阳，呼吸微弱、声低气怯者属阴。在疾病的诊断中只有分清阴阳，才能抓住疾病的本质，做到执简驭繁。对于疾病的治疗来说，调整阴阳，补偏救弊，促使阴阳恢复阴平阳秘的动态平衡，是最基本的治疗原则。

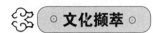

◎ 文化撷萃 ◎

青青六月花椒香

花椒一名，最早有文字记载是在《诗经》里，这说明我国在三千年前就已经开始使用花椒了。在先秦时期，花椒是以香料的身份出现在祭祀和敬神等场合的，《离骚》中有云："巫咸将夕降兮，怀椒糈而要之。"意思是说巫咸神将于今晚降临，我准备用花椒与精米饭供他。

《诗经·国风·唐风》用"椒聊之实，蕃衍盈升。彼其之子，硕大无朋"来描绘花椒树硕果累累、果实聚簇众多的样子。花椒也因结果多被赋予"子孙众多、人丁兴旺"的寓意，象征着多子多福。古人认为花椒性温，可以改善虚冷的体质，且花椒的香气有辟邪的作用，所以他们将花椒放入涂料中用来涂墙，并将这种房子叫作"椒房"。后来"椒房"被用来指代宫中后妃，如《红楼梦》第十六回中说的"每月逢二六日期，准椒房眷属入宫请候"。宋朝诗人刘子翚曾将花椒的文化渊源写成了一首诗——《花椒》：

欣忻笑口向西风，喷出元珠颗颗同。

采处倒含秋露白，晒时娇映夕阳红。

调浆美著骚经上，涂壁香凝汉殿中。

鼎馔也应知此味，莫教姜桂独成功。

花椒是我们生活中常用的药食两用之品。花椒药用具有温中散寒、除湿开胃、杀虫止痒等作用。花椒的种子——椒目单用具有利水消肿、降气平喘等作用，适用于水肿胀满、痰饮咳喘等病证。在日常饮食中，花椒作为一种调料，能去除鱼肉腥气。《神农本草经疏》中提到花椒时说"虫鱼毒者，以其得阳气之正，能破一切幽暗阴毒之物也"，李时珍在《本草纲目》中也说"花椒坚齿、乌发、明目，久服好颜色，耐老、增年、健神"。花椒既然有这么多作用，那我们在烹饪美食的时候，除了葱姜蒜，不妨也放几粒花椒吧！

◦ 掌故趣谈 ◦

萝卜籽"歪打正着"疗急病

人参是一种常用的滋补之品，但是使用不当也会致病。清朝陈其元在他的《庸闲斋笔记》一书中就记载了一个误服人参致病的故事。

陈其元的曾祖父医术高超，曾奉旨入京为皇戚诊疗疾病，之后声名大噪，城内登门寻医问药的人络绎不绝。一日，病人全部取药离去时，已是半夜三更，此时，陈的曾祖父已经是精疲力竭，困乏不已。他才要宽衣休息，却又有人上门求诊，原来是一位亲王的夫人突然病情加重，来请他入府诊治。陈的曾祖父因为疲乏不堪，担心不能尽心救治，便坚决推辞不去。来人便说："若大人夜深疲惫不便前去，能否先给丸药服下救急，等到天明以后再来迎请。"

陈的曾祖父并不清楚这位亲王的夫人得的是什么病，他看见桌上放着一包萝卜籽，想来这个虽治不好病但也吃不坏人，于是随手交给了来人，说："暂且先服此药，待天明我再上门诊治吧。"

第二天天还没亮，陈的曾祖父就被隆隆的车轮声惊醒了，原来是王爷亲自上门来了："昨夜夫人腹胀疼痛难忍，服用先生所赐灵丹妙药后，胀痛立减，安然入睡。现特来请先生前去为其诊视。"陈的曾祖父去了以后才知道原来病人只是微感风寒，却误服了人参汤，属过补致病，而萝卜籽恰好能解人参的药性，算是"歪打正着"，夫人才能"胀痛立减，安然入睡"。

◦ 识药学技 ◦

萝卜

萝卜性凉，味辛甘平，归肺、胃经，具有下气除痰、滋阴润肺、解除积食和解毒生津等作用。萝卜常被称为"廉价人参"，在民间也有"十月萝卜赛人参"的说法。萝卜虽好却也有削减滋补类药品功效的副作用，所以在服用滋补类药物期间，不要进食萝卜。此外，萝卜籽也是一味中药，也具有祛痰平喘、消食通便的作用。

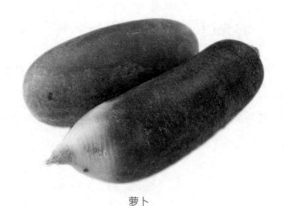

萝卜

冬虫夏草

冬虫夏草是中华九大仙草之一，是一味充满神奇色彩的中草药。冬虫夏草到底是虫还是草呢，同学们知道吗？其实冬虫夏草既不是虫也不是草，而是一种昆虫与真菌的结合体。虫草菌的孢子入侵蝙蝠蛾的幼虫后，在幼虫的体内生长。之后，幼虫的内脏逐渐消失，体内被菌丝填满，最后头朝下死去，就这样埋在土层里过了一个冬天。到了第二年夏天，虫草菌会从死去的幼虫头部长出一根紫红色的小草。就这样，幼虫的躯壳和长出的小草共同组成了冬虫夏草。

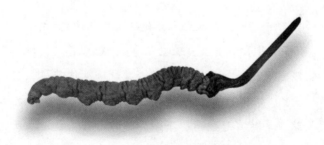

冬虫夏草

这般神奇的演化，会赋予冬虫夏草怎样的功效呢？中医认为冬虫夏草具有止血化痰、补肾益肺的作用。对治疗腰膝酸痛、肺病虚喘、盗汗、病后体虚等有很好的效果。在我国，食用冬虫夏草的历史很长，在西汉海昏侯墓的挖掘中就发现了一盒虫草，虫草的外形与我们现在食用的冬虫夏草基本一样。

身体上的"安神药"——神门穴

神门穴属于手少阴心经上的腧穴，位于手腕掌侧横纹的小指侧端的凹陷处。通过掐、揉等方法刺激这个穴位可以帮助治疗与心脏或者神志相关的疾病，如心脏病、心情烦躁、心慌、失眠等。对失眠患者来说，如果睡觉前用手指指腹按揉两侧神门穴5到10分钟，可以帮助快速入眠。

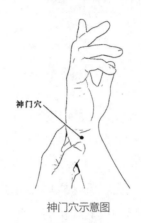

神门穴示意图

◦ 中医书架 ◦

凡大医治病，必当安神定志，无欲无求，先发大慈恻隐之心，誓愿普救含灵①之苦。若有疾厄②来求救者，不得问其贵贱贫富，长幼妍媸③，怨亲善友，华夷愚智，普同一等，皆如至亲之想，亦不得瞻前顾后，自虑吉凶，护惜身命。见彼苦恼，若己有之，深心凄怆。勿避险巇④、昼夜、寒暑、饥渴、疲劳，一心赴救，无作功夫形迹之心。如此可为苍生大医，反此则是含灵巨贼……其有患疮痍、下痢，臭秽不可瞻视，人所恶见者，但发惭愧、凄怜、忧恤之意，不得起一念蒂芥⑤之心，是吾之志也。

简介：

本文节选自唐朝孙思邈的《大医精诚》一文。《大医精诚》是一篇论述医德的重要文献，自古为习医者所必读，被誉为"东方的希波克拉底誓言"。

注释：

①含灵：指具有灵性的人类。②疾厄：指病患苦难。③妍媸：表示美和丑。④险巇：形容山路危险，泛指道路艰难。⑤蒂芥：又作"芥蒂"，指细小的梗塞物，喻郁积在胸中的怨恨或不快。

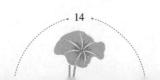

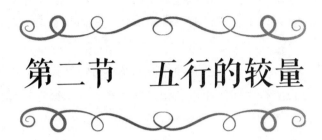

第二节 五行的较量

◎ 导 言 ◎

我们都看过《西游记》，里面讲到孙悟空本领通天，在生死簿上画掉了自己的名字，无法无天，不受管教，还大闹天宫。最终玉帝请如来佛祖来管教孙悟空，几番折腾后孙悟空被如来佛祖压在了五行山下。大家有没有想过，中国有很多名山大川，为什么如来佛祖偏偏要把孙悟空压在五行山下呢？五行到底是什么，它与中医又有什么样的关系呢？接下来我们一起来学习。

◎ 中医学堂 ◎

五行与五行学说

五行，是指木、火、土、金、水五种元素及其运动变化。五行学说属于古代哲学范畴，源于古代人民的生活和生产实践。《尚书正义·洪范》曰："水火者，百姓之所饮食

也；金木者，百姓之所兴作也；土者，万物之所资生也，是为人用。"

木、火、土、金、水是人们日常生活和生产实践中不可或缺的基本物质，古人在对五种物质的认识积累中逐渐抽象出了一种哲学思想，这种思想就是五行学说。五行学说认为世界是由木、火、土、金、水五种基本物质或要素组成的，自然界各种事物和现象的发展变化都是这五种要素不断运动和相互作用的结果。五行学说还认为，宇宙间的一切事物都有自己的五行属性特点，可以根据它们的属性特点，将事物归入木、火、土、金、水五大类别。

五行学说是以木、火、土、金、水五种物质的基本特性作为分类依据，根据事物的五行属性来进行归类，并以五行之间的相生、相克的规律来认识世界、解释世界、探寻自然规律的一种自然观和方法论。

五行的特性

五行的特性是古人在日常生活和生产实践中，在对木、火、土、金、水五种物质的直观观察和认识的基础上抽象出来的概念。《尚书·洪范》中的"木曰曲直、火曰炎上、土爰稼穑、金曰从革、水曰润下"讲的就是五行的特性。

木的特性是"木曰曲直"。所谓"曲直"，是指树木的干、枝曲直地向上、向外伸长舒展的姿态，引申为凡具有生长、生发、条达、舒畅等作用或特性的事物及现象，都可归属于"木"。

火的特性是"火曰炎上"。所谓"炎上"，是指火具有温热、升腾、向上的特性，引申为凡具有温热、升腾、向上等作用或特性的事物及现象，均可归属于"火"。

土的特性是"土爰稼穑"。"稼"指春天播种，"穑"指秋天收获。所谓"稼穑"，是指土地可供人们播种，从而收获农作物，引申为凡具有生化、承载、受纳等作用或特性的事物及现象，均可归属于"土"。

金的特性是"金曰从革"。"从"有顺从、服从之意，"革"有改革、变革之意。金具有能柔能刚，变革、肃杀的特性，引申为凡具有肃杀、沉降、收敛、清洁等作用或特性的事物及现象，皆可归属于"金"。

水的特性是"水曰润下"。所谓"润下"，是指水具有滋润和向下的特性，引申为凡具有寒凉、滋润、向下等作用或特性的事物及现象，均可归属于"水"。

由此可见，五行的特性虽然来源于对木、火、土、金、水五者特性的具体观察，但实际上已超越了它们本身的内涵，成为分析各种事物的五行属性和研究事物之间相互关系的基本法则。

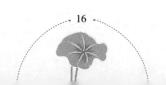

事物属性的五行归类法

事物属性的五行归类法是人们把需要分类的具体事物或现象的特性与五行的特性相类比，把具有类同于某一行特性的事物或现象，归到该行中去的一种归类方法。事物属性的五行归类法包括取象比类法和间接推衍法两种。

取象比类法是将要归类的事物的形象、征象或意象与五行的特性进行类比，以确定事物的五行归属的一种方法。以方位配五行为例：东方为日出之地，富有生机，与木的生发、生长特性类似，故东方归属于木；南方气候炎热，植物繁茂，与火的炎上特性类似，故南方归属于火；西方为日落之处，其气肃杀，与金的肃杀、沉降特性类似，故西方归属于金；北方气候寒冷，虫蛇蛰藏，与水的寒凉、向下和闭藏特性类似，故北方归属于水；中原土地肥沃，长养万物，统管四方，与土的生化、承载和受纳特性类似，故中原归属于土。以五脏配五行为例：肝性喜条达舒展而主生发，故属木；心之阳气推动血行，温煦全身，故属火；脾主运化，化生营养物质，故属土；肺主肃降，有清肃功能，故属金；肾主水而司封藏，故属水。

间接推衍法是根据已知事物或现象的五行属性来推衍其他与之相关的事物的五行归属的一种方法。例如，已知肝属木，根据中医理论，肝与胆相表里，肝主筋，开窍于目，其华在爪，因此，胆、筋、目、爪等随肝属木而被纳入木这一行。

五行学说不但可以将人的内脏及组织结构分属于五行，而且还能将自然界的五方、五时、五气、五味、五色等也归属于五行。五行学说认为同一行的事物之间有着"同气相求"的关系，这样就把五方、五时、五气与人的五脏系统联系起来了，也把人体与自然环境当成了一个有机的整体，体现出了"天人合一"的哲学观念。如日出东方，有生发之意，东方属木；春天万物有生发之意，春天属木；春天多风，东方沿海地区也多风，风属木；草木植物颜色多青，青色属木；植物的叶、根其味多酸涩，酸味属木。因此，东方、春天、风、青色、酸味等属于木系统的事物与脏腑中属木的肝有一定的关联。其他四行也大致如此。

事物属性的五行归类表

自 然 界						五行	人 体				
五味	五色	五化	五气	五方	五季		五脏	腑	五官	形体	情志
酸	青	生	风	东	春	木	肝	胆	目	筋	怒
苦	赤	长	暑	南	夏	火	心	小肠	舌	脉	喜
甘	黄	化	湿	中	长夏	土	脾	胃	口	肉	思
辛	白	收	燥	西	秋	金	肺	大肠	鼻	皮	悲
咸	黑	藏	寒	北	冬	水	肾	膀胱	耳	骨	恐

五行的生克乘侮

五行之间存在着有序的相生、相克的关系，这种关系使得事物之间维持着动态平衡。

相生是指五行中某一行的事物对另一行的事物具有促进、助长、资生等作用。五行相生的规律和次序是：木生火，火生土，土生金，金生水，水生木。在相生关系中，五行中的任何一行都存在着"生我"与"我生"两方面的关系，这种关系在《难经》中被喻为"母"与"子"的关系，即"生我"者为"母"，"我生"者为"子"。以木为例，木之"生我"者为水，则水为木之"母"，木为水之"子"；木之"我生"者为火，则木为火之"母"，火为木之"子"。其余四行可类推。

相克是指五行中某一行的事物对另一行的事物具有克制、制约的作用。五行相克的规律和次序是：木克土，土克水，水克火，火克金，金克木。在相克关系中，五行中的任何一行都存在着"克我"与"我克"两方面的关系，这种关系在《黄帝内经》中被称为"所不胜"与"所胜"关系，"克我"者为我"所不胜"；"我克"者为我"所胜"。仍以木为例，木之"克我"者为金，则金为木之"所不胜"；木之"我克"者为土，则土为木之"所胜"。其余四行可仿此类推。

五行之间相生关系及相克关系均有可能表现出异常，这里以相克关系异常来进行简要阐述。五行之间相克异常主要表现为相乘和相侮两种情况，这种异常是五行之间的状态。

相乘是指五行中的一行对其"所胜"的一行过度克制。乘，即乘虚侵袭之意，在这里指相克太过为害。五行相乘的次序与相克相同，即木乘土，土乘水，水乘火，火乘金，金乘木。

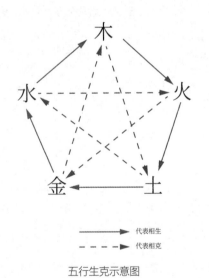

五行生克示意图

相侮有欺侮之意，是指五行中的一行对其"所不胜"的一行进行反克，五行反克为害。相侮的次序为：木侮金，金侮火，火侮水，水侮土，土侮木。

以木为例来解释乘侮关系：当木气有余过盛，对其"所不胜"的金反向克制为相侮；对其"所胜"的土过度克制为相乘。当木气不足过衰，被其"所不胜"的金过度克制为相乘；被其"所胜"的土反向克制为相侮。其余四行可仿此类推。

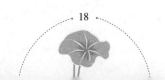

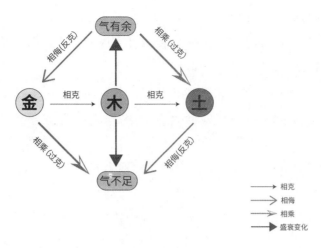

乘侮关系（木）

五行学说在中医中的应用

与阴阳学说一样，五行学说作为中医学的主要基础理论，贯穿中医学应用的始终。五行学说在中医中的应用主要包括：分析五脏系统的生理功能、阐释五脏系统的病理变化、指导疾病的治疗。

分析五脏系统的生理功能。中医学运用五行学说来分析人体脏腑、经络的五行属性；借助五行相互资生、相互制约的关系来分析五脏生理功能的内在联系。

五脏相互资生的关系是：木生火，即肝木济心火，如肝藏血以济心；火生土，即心火温脾土，如心阳可以温煦脾土以助运化；土生金，即脾土助肺金，如脾的健运、化生气血的功能可以益肺气；金生水，即肺金滋肾水，如肺气清肃下行有助于肾的纳气、主水功能；水生木，即肾水养肝木，如肾所藏之精能滋养肝血。

五脏相互制约的关系是：水克火，即肾水能制约心火，如肾阴上济心阳，使其不至于过亢；火克金，即心火能制约肺金，如心阳的温煦功能可以防止肺气凉肃太过；金克木，即肺金能制约肝木，如肺的肃降抑制着肝的生发，使其不至于过亢；木克土，即肝木能制约脾土，如肝之疏泄可防脾运之壅塞；土克水，即脾土可制约肾水，如脾之健运可以调控肾的主水功能，使水湿不至于泛滥。

阐释五脏系统的病理变化。五行学说还可用于说明脏腑间的传变，即本脏的病变可累及他脏，他脏的病变也可累及本脏。脏腑间的传变，可分为相生关系的传变及相克关系的传变。

相生关系的传变，包括"母病及子"和"子病犯母"两种类型。母病及子是指疾病从

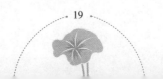

母脏传至子脏，如肾属水，肝属木，水能生木，故肾为母脏，肝为子脏，肾病及肝，就是母病及子。子病犯母是指疾病从子脏传至母脏，如肝属木，心属火，木能生火，故木为母脏，火为子脏，心病及肝，就是子病犯母。

相克关系的传变，包括相乘与相侮两个类型。以肝和脾为例，肝属木而脾属土，肝气过旺，横逆犯脾，则为"脾虚肝乘"。因此，治疗肝病时，要注意健脾，这样肝病才不会影响到脾。

指导疾病治疗。在疾病的治疗上，中医学常根据五行学说来确定疾病的治疗原则和方法。

根据五行相生规律确定的治疗原则包括"虚则补其母"和"实则泻其子"两种。"虚则补其母"主要用于"母子"关系的虚证，即通过补"母"以治疗"母子"两脏皆虚或仅"子"脏虚弱的病证。如通过滋肾阴以养肝阴的方法适用于肾阴亏损以致肝阴不足，甚或肝阳偏亢等病证。"实则泻其子"主要用于"母子"关系的实证，即通过泻"子"以治疗"母子"两脏皆实或仅"母"脏邪实的病证。如肝之子为心，当肝火炽盛、有升无降出现肝实证时，可采用清心泻火法进行治疗。

根据相克规律确定的治疗原则包括"抑强"与"扶弱"两种。如疏肝健脾法、平肝和胃法，即通过疏肝、平肝，佐以和胃健脾等法以治疗肝气犯胃、肝旺脾虚等病证，此为抑强。又如温运脾阳或温肾健脾的方法适用于脾虚不运或脾肾虚衰、水湿泛溢而致水肿胀满等病证，此为扶弱。

○ 文化撷萃 ○

为有故林苍柏健

孔子说"岁寒，然后知松柏之后凋也"；荀子说"岁不寒无以知松柏，事不难无以知君子"；在乐府诗《孔雀东南飞》中，男女主人公殉情后，"两家求合葬，合葬华山傍。东西植松柏，左右种梧桐。枝枝相覆盖，叶叶相交通"；可见，古人常用四季葱郁、高大挺拔的松柏来代表坚贞和永恒。

松柏是如何得名的呢？宋朝陆佃在他所著的训诂书《埤雅》中写道："柏之指西，犹磁之指南也。"明朝魏校在《六书精蕴》中说："万木皆向阳，而柏独西指。柏，阴木也。盖阴木而有贞德者，故字从白。白者，西方也。"古人发现柏树生长时，其枝叶多指向西方，在五行学说中"西"与"白"对应，故得名"柏"。古人在陵园种植松柏，除了松柏为阴木这个原因外，还因为一个民间传说：有一种名叫魍魉的怪兽，总在夜间盗食尸

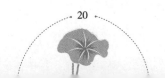

体，传说它惧怕松柏，所以古人就常在墓地周围种上松柏以震慑此怪，防其作恶。

此外，松柏还具有较高的药用价值。我们常见的中成药柏子养心丸的主要成分柏子仁就是我们生活中常见的侧柏树的种仁。柏子仁具有养心安神、润肠通便、止汗等功效。侧柏树的叶子也是一味常用的中药，具有凉血止血、化痰止咳、生发乌发的作用。

◎ 掌故趣谈 ◎

买东西，不买南北

宋朝大理学家朱熹去见他的朋友盛温和时，正碰上盛温和拿着篮子上街。朱熹问道："你上哪去呢？""我去买东西。"盛温和回答。朱熹又问："难道不买南北？"盛温和说："人人都知道世间万物不离木火土金水这五行，而这五行又与东南中西北相配。东方属木，西方属金，金类、木类我这篮子装得了，南方属火，北方属水，火类、水类，这个篮子就装不了了。所以我只能买东西，不能买南北。"

◎ 识药学技 ◎

石　斛

自古以来，石斛就是弥足珍贵的药材，具有中华九大仙草的美誉，且排在九大仙草的首位。石斛具有滋阴去火、益胃生津的功效，可以治疗阴伤津亏、口干烦渴、食少干呕、病后虚热等病证。石斛自古便是皇家御用之品，据传乾隆皇帝对石斛"情有独钟"。如今，曾高高在上的皇家御用中药，已入寻常百姓家，无论是在治疗疾病的方面还是在日常保健方面，都能经常看到它的身影。

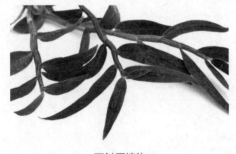

石斛原植物

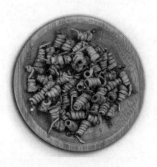

石斛饮片

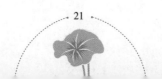

黑芝麻

我们常说的"芝麻开花节节高"中的芝麻，有着较高的营养价值，被冠以"八谷之冠"的美誉。自古以来，黑芝麻就被当作养生食品，是滋补肝肾的"佼佼者"。黑芝麻味甘，性平，具有养发润发、补血养颜、明目补肝、润肠生津等多种功效。李时珍在《本草纲目》中讲到黑芝麻的时候说："服黑芝麻百日，能除一切痼疾。"

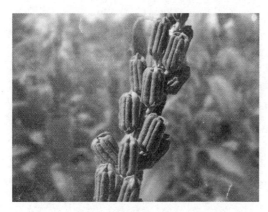
芝麻原植物

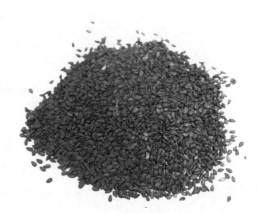
黑芝麻药材

身体上的"滴眼液"——光明穴

光明穴属足少阳胆经的络穴，位于小腿外侧中部（外踝尖上约5寸处）。如其名所示，光明穴具有明目的作用，可治疗目痛、夜盲、目视不明等眼部疾病。当我们因长时间阅读、看电子屏幕等出现眼睛肿胀、酸涩或出现假性近视时，用拇指或指关节按揉双侧光明穴15到20分钟可适当缓解不适症状，按揉时要注意控制力度。

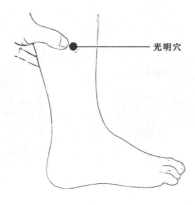
光明穴示意图

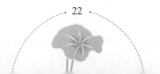

◎ 中医书架 ◎

余每览越人①入虢之诊，望齐侯之色，未尝不慨然叹其才秀也。怪当今居世之士，曾不留神医药，精究方术，上以疗君亲之疾，下以救贫贱之厄，中以保身长全，以养其生。但竞逐荣势，企踵权豪，孜孜汲汲，惟名利是务，崇饰其末，忽弃其本，华其外，而悴其内，皮之不存，毛将安附焉？卒然遭邪风之气，婴②非常之疾，患及祸至，而方震栗。降志屈节，钦望巫祝，告穷归天，束手受败。……哀乎！趋势之士，驰竞浮华，不固根本，忘躯徇物，危若冰谷③，至于是也！

简介：

本文节选自东汉张仲景所著的《伤寒杂病论》的序文。这篇序文批评了当时世人轻医重利的错误倾向，介绍了他撰写《伤寒杂病论》的经过和目的。

注释：

①越人：指扁鹊。扁鹊，姬姓，秦氏，名越人，是春秋战国时期的名医。②婴：动词，缠绕，触。③冰谷：薄冰和深谷，比喻险境。

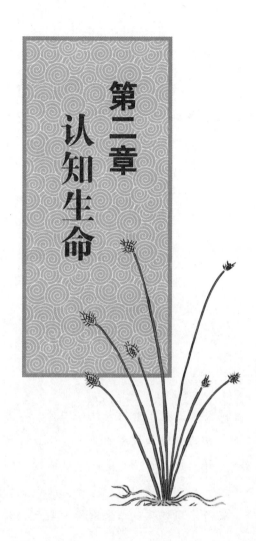

第二章
认知生命

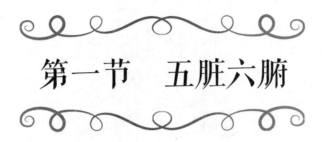

第一节 五脏六腑

◎ 导 言 ◎

　　《黄帝内经》里讲人体五脏六腑的责任分工时，将每一个脏腑比喻为一个官员，他们各司其职，各自有管辖的领地和担负的职责。以五脏来说，中医讲的"心、肝、脾、肺、肾"并不单指心、肝、脾、肺、肾这五个具体的器官，中医上更偏向于是指以某个具体器官的功能为主的一类相关联的功能集合。所以我们不能单纯地从器官的角度来看待中医的五脏六腑，而是要用整体观念来看待。今天就让我们来看看中医的五脏六腑具体指的是什么。

◎ 中医学堂 ◎

藏象和藏象学说

　　"藏"在这里读作zàng，是指深藏于人体里的宝藏，即人体的五脏六腑。象，即事物表现出来的征象，在这里是指身体表现出来的、外在的生理或病理现象。

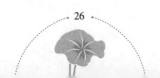

藏象学说就是把深藏于人体的脏腑，跟表露出来的生理特点或病理变化联系起来研究的一门学说，是研究脏腑、形体官窍的形态结构、生理活动规律及其相互关系的学说。藏象学说认为人体是以心、肝、脾、肺、肾五脏为中心，由小肠、胆、胃、大肠、膀胱、三焦六腑相配合，以精、气、血、津液为物质基础，并通过经络将五脏六腑和形体官窍等联系组合起来所构成的五个功能活动系统。这五个功能活动系统通过阴阳学说、五行学说，将人体的整体与局部、局部与局部，以及人体与外界环境联系起来，构建成了五个生理病理系统。中医上有个说法是"肝在窍为目"，意思是肝系统的运行状况如何，可以通过眼睛这个窗口来进行展示，比如当眼睛巩膜黄染时，医生在诊断时就会考虑病人是否患有肝炎；当我们的眼睛感觉疲劳或者患有夜盲症的时候，医生也会建议吃一些动物的肝脏来补充维生素A以养肝护肝。这其实就是将可见的眼睛的征象与不可见的肝系统联系起来分析疾病，是藏象学说的实际应用。

五脏和六腑的划分及属性

清朝医学家王清任在《医林改错》中说："夫业医诊病，当先明脏腑。""治病不明脏腑，何异于盲子夜行！"意思是说一个人要想从医看病救人，必须要先弄清楚人体的脏腑结构及其功能，如果连这些都不明白，那与盲人和摸黑走夜路的人没什么分别。可见弄清楚人体的脏腑结构及其功能对从医者来说是多么重要。

中医把心、肝、脾、肺、肾化为五脏，把胆、胃、小肠、大肠、膀胱、三焦称为六腑。为何这样划分呢？五脏和六腑的阴阳属性又是什么呢？

"脏"通"藏"，有收藏、储藏的意思。从外形上看，五脏都是实心的，即使是有四个腔室的"心"，也都是一直处于被血液填满的状态。藏精气的五脏需要藏而不泄，肺气、心血、肝阴、脾气、肾精饱满充实才能濡养它们所主宰的经络，发挥它们在各自藏象系统中的统领作用。从功能上看，五脏是主藏精气，即生化和贮藏精、气、血、津液等物质，其功能特点是封藏、滋润、濡养。从阴阳归属的角度来看，五脏的阴阳属性为阴。

心——君主之官

"心者，君主之官也，神明出焉。"中医上讲心的功能是"主血脉"和"藏神"。"主血脉"是指心脏就像一个动力泵一样，为全身供给血液，让血液能够在体内一直循环。所以，心像君主一样主宰着人体的血脉运行，身体各器官、组织所需的营养都是靠心脏泵出的血液来供应的。人体在健康的状态下，心气充沛，心脏跳动有力，如果心脏出了问题，泵血不足，身体就会出问题。

那"藏神"呢？"神"是指人的精神、意识和思维活动。这看上去与心脏好像没有什么关系，但中医中的"心"的功能很强大，除了包含心脏血液循环方面的功能外，还与人的思维意识和精神状态有关系。我们经常说的"放在心上""心动了""心眼多""缺心眼""心胸狭隘""有心事"等都是把心和思维意识联系在一起的。"心"就像是神志精神的居所，居所不安定神志精神就不安宁，就容易出现我们经常说的"心神不安"的情况。心血不足时，人也容易出现失眠、多梦、健忘等精神方面的症状。

心五行属火，开窍于舌，在体合脉，其华在面，在志为喜，在液为汗。

肝——将军之官

"肝者，将军之官，谋虑出焉。"中医上讲的肝的功能是"主疏泄"和"藏血"。"主疏泄"是指肝具有疏通、畅达全身气机的作用。血液和津液都靠"气"来运行输布，肝就像"将军"一样控制着"气"的行军速度，气机调畅则血液运行和水液输布就正常。此外，肝的疏泄功能还与人的情绪关系密切：疏泄不到位，人会闷闷不乐；疏泄太过，人又会烦躁易怒。同时，我们的负面情绪也会反过来影响肝的疏泄功能，像我们经常说的"郁怒伤肝""气得肝疼"就是例子。因此，为了我们的身体健康，一定要保持良好的情绪。

肝"藏血"主要表现为肝有储藏血液、调节血量和防止出血的功能。《黄帝内经·素问·五藏生成篇》中说："人卧，血归于肝。"意思是说当人体处于相对安静尤其是卧床休息的状态时，人体对血液的需求量会变小，这时候血液就会归藏于肝脏及其经络之中。如果人体不能得到适当的休息，血液就不能顺利地归养于肝，长此以往，肝脏必定受损。我们经常说"熬夜伤肝"其实就是因为熬夜使身体不能得到休息，血液无法归藏于肝。

肝五行属木，开窍于目，在体合筋，其华在爪，在志为怒，在液为泪。

脾——仓廪之官

"脾胃者，仓廪之官，五味出焉。"中医上讲的脾的功能是"主运化"和"统血"。主运化是指脾把胃里的谷食转化为精微物质，简单来说就是脾负责把吃进来的食物转化为能够被利用的营养物质或能量，再输送至全身。所以，在中医理论中，脾被视作气血化生之源、后天之本，人出生以后身体所需的能量都是由脾来提供的。仓廪是指存放粮食的地方，所以中医上把脾比喻成管理粮仓、发放粮食的官。如果脾的运化功能弱，就会有食欲不振、乏力消瘦、虚胖水肿、腹胀便溏等病证出现。

脾的"统血"功能是指脾气能统摄、控制血液在脉中正常流动而不溢出脉，脾的统血功能实际上是气的固摄作用的体现。

脾五行属土，开窍于口，在体合肉，其华在唇，在志为思，在液为涎。

肺——相傅之官

"肺者，相傅之官，治节出焉。"中医上讲的肺的功能是"主气司呼吸""主行水"和"朝百脉，主治节"。在中医理论中肺不仅仅是一个呼吸器官。如果说心是"君主"，那么肺就是辅佐君主的"宰相"，是心的左膀右臂。肺的辅佐功能是通过主宰一身的"气"来实现的。肺不仅能输送新鲜的氧气，还能通过主"气"推动血液的流通，辅助心主血脉功能的实现。

肺的另一个功能是"行水"，有"水之上源"之称，它的这个功能是指肺通过指挥"气"去调节全身的水液输布与代谢，通过"呼"的向上宣发，把水液输布到头面、肌表，帮助化生汗液；通过"吸"的向下肃降，布散水液到脏腑，帮助化生尿液。所以，当我们感冒肺气功能受损时，就会出现痰液、鼻涕等水液代谢的病理产物。

肺的"朝百脉"功能主要是指全身血液都需要流经肺获得氧气。肺的"主治节"功能是指肺通过有规律的呼吸运动，调节着全身的气、血、水的运行。

肺五行属金，开窍于鼻，在体合皮，其华在毛，在志为忧，在液为涕。

肾——作强之官

"肾者，作强之官，技巧出焉。"中医上讲的肾的功能是"主藏精""主水"和"主纳气"。肾最主要的作用是"藏精"。"精"是一种禀受于父母，靠后天水谷充养的生命物质，是人体生长发育和生殖繁衍的基础。人体生、长、壮、老、已的生命过程以及机体的生殖能力，都取决于肾精及肾气的盛衰。所以肾就像主持构建房屋的"作强之官"一样，掌管着人体的构建基础。肾精充盛，则筋骨坚强、头发黑亮、身体壮实、精力充沛；肾精不足，儿童会发育迟缓、智力低下，成年人会未老先衰，体弱多病。

肾"主水"，一方面是指肾能将水谷精微中可以濡养滋润脏腑组织的津液输布全身，另一方面是指肾能将各脏腑组织代谢的浊液排出体外。与"水之上源"的肺对应，肾被称为"水之下源"。

肾"主纳气"是指肾有摄纳肺所吸入的清气、调节呼吸的功能。这个功能可以促进肺

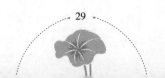

吸清气，让肺保持呼吸深度，防止呼吸表浅。肾精不足，则肾气虚衰、摄纳无权，机体会有呼吸表浅、动则气喘等表现，这种情况在中医上被称作"肾不纳气"。

肾五行属水，开窍于耳及二阴，在体为骨，其华在发，在志为恐，在液为唾。

"腑"字的右边是一个"府"，有聚集、府库的意思。古人把人体负责传导运输和空腔的器官统称为六腑。六腑的作用主要是受盛和传化，需要不停地推陈出新，并适时地排空内容物，保持内里畅通，不然身体就有可能出现问题。比如我们的胃如果不能及时排空，就会出现食积；大肠如果不能及时排空，就会出现便秘。从功能上看，六腑是主传化物，即受纳和腐熟水谷，传化和排泄糟粕，主要是对饮食物起消化、吸收、输送、排泄的作用，其功能特点是排出、运动。从阴阳归属的角度来看，六腑的阴阳属性为阳。

胃——仓廪之官

胃和脾一起被称为"仓廪之官"，但胃更多的是负责受纳承接我们日常吃进嘴里的五谷杂粮，因此，胃又有"太仓"的别名。

胃除了受纳食物，还能腐熟食物。腐熟是食物经过胃的初步消化形成食糜的过程。食物经过胃的腐熟转化为食糜，食糜中的精微物质再通过脾的运化功能营养周身。

生病后，人们常把有没有恢复胃口吃饭作为判断身体是否康复的标准之一，也作为判断疾病是否进一步发展的一个依据，这是因为胃气的盛衰直接关系到人体生命活动所需的物质是否充足。因此，"顾护胃气"是临床疾病治疗的一个重要原则。有胃气，才能消化食物补充人体的能量，也才能消化药物去对抗疾病。

小肠——受盛之官

"小肠者，受盛之官，化物出焉。""受盛"是接受、以器盛物的意思，"化物"即变化、消化、化生。小肠包括回肠、空肠和十二指肠三部分，有受盛化物的功能。食物经过胃的腐熟后会继续下移，而小肠就是继胃之后受盛食糜的容器。中医认为，食物在小肠内传导，会有相当一段时间的滞留，在这段滞留时间内小肠会发挥"化物"作用。食糜进入小肠后，小肠对其进一步消化和吸收，让它变成可被机体利用的营养物质，并将剩余的"糟粕"继续向下传输。此外，小肠还有"泌别清浊"的功能，这个功能是指小肠在消化吸收的过程中能分辨精微和代谢废物，可以将食物中的精华部分进行吸收，将食物的残渣传送给大肠，将剩余的水分经肾脏的气化作用渗入膀胱，形成尿液。

大肠——传导之官

"大肠者，传导之官，变化出焉。"大肠接收由小肠下移而来的食物残渣，在吸收完残渣中剩余的水分和养料后，使之形成粪便，经肛门排出体外。大肠是整个消化过程的最后一个环节。

大肠里的食物残渣较多，需要尽早地排出体外，不然残渣在体内会形成毒素，危害健康。俗语说"排便即是排毒"，多吃蔬菜和粗纤维食物，可以促进排便。大肠如果出现问题，会引起大便质和量的变化以及排便次数的改变，身体会出现便秘、拉肚子等问题。

胆——中正之官

"胆者，中正之官，决断出焉。"所谓"中正"，即处事不偏不倚，刚正果断。"中正之官"，即决断者、判官。胆气足，人就会果敢有力；胆气虚，人就会优柔寡断，这是胆"主决断"的功能。我们常说的"胆大包天""胆小如鼠""心惊胆战""浑身是胆"指的也都是胆的"主决断"功能。

胆汁是胆的分泌物，是一种黄绿色、味苦的精汁。胆汁有助于食物消化，是脾胃运化功能是否正常的关键。胆汁如果排泄不畅，机体就会有食欲不振、腹胀、腹泻等病证；胆汁如果上逆，机体就会有口苦、恶心、呕吐黄绿苦水等病证出现；胆汁如果外溢，渗透到皮肤里，皮肤会发黄，出现黄疸。

膀胱——州都之官

"膀胱者，州都之官，津液藏焉，气化则能出矣。"州都之官，是负责管理河流水利方面的官。膀胱的主要生理功能是贮存尿液和排泄尿液。在肾的气化作用下，身体代谢出的部分浊液变成尿液，下输于膀胱，并由膀胱暂时贮存。当尿液贮存到一定量时，在膀胱的气化作用下排出体外。所以，简单来说膀胱的主要生理功能就是贮存尿液和排泄尿液。如果膀胱工作不力，机体就会出现尿频、尿急、小便失禁等病证。

三焦——决渎之官

"三焦者，决渎之官，水道出焉。"三焦是在西医解剖学中不存在的一个概念，它是指位于躯体和脏腑之间的空腔，包含胸腔和腹腔。作为部位的概念，三焦是上、中、下三焦的合称。上焦、中焦、下焦的划分和各自的功能特点如下：

上焦为膈以上，包括心、肺两脏。上焦的功能特点是主宣发卫气，输布水谷精微和津液。因其发挥营养和滋润作用时，如雾露之溉，所以中医上有"上焦如雾"的说法。

中焦为膈以下，脐以上的部分，包括脾、胃、肝、胆等脏腑。中焦主受纳、腐熟水谷，运化水谷精微和津液，化生气血。因其功能作用如酿酒一般，所以中医上有"中焦如沤"的说法。

下焦为脐以下，包括小肠、大肠、肾、膀胱、女子胞等。下焦主泌别清浊、排泄糟粕和尿液，其功能有如水浊不断向下疏通，向外排泄，所以中医上又有"下焦如渎"的说法。

由上可知，上、中、下三焦如同一个运输、排泄水液的系统，三焦畅通，则机体水液代谢正常。因此，在中医理论中，三焦又被称为"决渎之官"，也就是负责通导管道的官。此外，三焦还是元气运行的通道，三焦通行元气的功能，也关系到全身的气化作用。

五行	五脏	腑	五气	五味	五官	五体	五华	五志
木	肝	胆	风	酸	目	筋	爪	怒
火	心	小肠	暑	苦	舌	脉	面	喜
土	脾	胃	湿	甘	口	肉	唇	思
金	肺	大肠	燥	辛	鼻	皮	毛	悲
水	肾	膀胱	寒	咸	耳	骨	发	恐

五脏六腑之五行对应表

◦ 文化撷萃 ◦

带雨翦来春韭香

韭菜是我们常吃的一种蔬菜。我国很早就有关于韭菜的记载：《诗经·国风》里有"四之日其蚤，献羔祭韭"一说，意思是在四月时用小羊和韭菜来祭祀神灵。元朝农业著

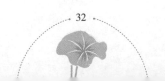

作《王氏农书》中有"近城郭园圃之家，可种三十余畦。一月可割两次，所易之物，足供家费"的记载，明朝王世懋的《学圃杂疏》中也说"韭最获利"，可见韭菜种植的经济效益相当可观。

"香椿菜，头刀韭，顶花黄瓜，落花藕"常被人们称为蔬菜"四大鲜"，其中"头刀韭"，就是指春天韭菜长出来的第一茬。头刀韭菜经过了一个冬天的能量储存，营养价值最高，口感也最鲜美。宋书《山家清供》中记载，六朝的南齐名士周颙，清贫隐居，文惠太子曾向他请教"何菜为最？"他答曰："春初早韭，秋末晚菘。"就是说初春的头茬韭菜和秋末晚成的大白菜味道最好。

韭菜不仅味道鲜美，还具有非常高的药用价值。韭菜含纤维较多，能有效促进肠道的蠕动，防止大便干燥。韭菜叶具有补虚、解毒的功效，韭菜的根以及韭菜籽具有壮阳、固精、滋补肝肾的功效。

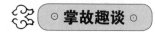

◎ 掌故趣谈 ◎

载入史册的名医淳于意

淳于意是西汉初期著名的医学家，汉文帝时，曾任齐太仓令，故称"仓公"。大史学家司马迁将他和扁鹊放在一起写了《扁鹊仓公列传》，张仲景在《伤寒杂病论》的序言中，也把他与神农、扁鹊等相提并论，可见淳于意的学术影响力之大。《史记·扁鹊仓公列传》中记载了淳于意的二十五个病例，其中一个病例是为齐国中郎官诊病。淳于意的诊断结果是中郎官骑马速度过快以致伤肺，淳于意提出要用几味罕见且贵重的药才能治好，否则十日后会尿血而亡。中郎官以为淳于意在故弄玄虚危言耸听，没有听他的建议。十日后，中郎官尿血而亡。足见淳于意医术之高超。

淳于意开创了书写病历的先河。他对每位患者的个人资料、疾病的诊断治疗经过等都进行了详细记录，并将典型病例的治疗经验进行总结，写成了中国医学史上的第一部医案——《诊籍》。淳于意在《诊籍》中除记录了治疗成功的病例外，也记录了误诊的病例。据载，汉文帝曾问他："你诊病能做到全部正确没有失误吗？"淳于意坦诚地答道："我不能做到诊治万无一失。"这种敢于面对现实，勇于承认失误的态度，是非常值得敬佩的。

值得一提的是，淳于意思想开明、胸襟开阔，非常乐意公开自己的诊疗经验和有效的药方，也非常注重医学传承教育，培养了很多优秀的学生。

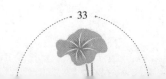

紫苏叶

紫苏性温,味辛,能散表寒,发汗力较强,常用于风寒表征,如恶寒、发热、无汗等。紫苏具有行气安胎、和胃的功效,可以用于缓解妊娠呕吐。紫苏是常见的药食两用之品,春季食用紫苏有助于阳气的生发,夏季天气炎热潮湿,胃肠容易不适,食用紫苏可以和胃止呕。紫苏还有解鱼蟹毒的功效,吃海鲜的时候,泡上一杯紫苏茶,既香醇又有益于健康。

紫苏全身是宝,叶子称作紫苏叶,梗称作紫苏梗,种子称作苏子。紫苏叶、紫苏梗、苏子都是常用的中药。

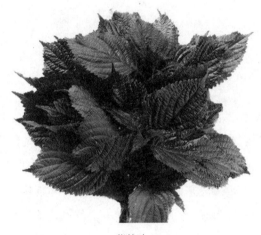

紫苏叶

樱　桃

在我国古代,常用"口似樱桃一点红"来形容年轻女子的嘴唇。樱桃晶莹剔透,颜色鲜艳,先百果而成熟,素有"春果第一枝"的美誉。樱桃味甘,性温,归脾、胃、肾经。具有祛风通络、益气活血、和胃益脾等功效。据《滇南本草》记载,樱桃能"治一切虚症,能大补元气,滋润皮肤","浸酒服之,治左瘫右痪,四肢不仁,风湿腰腿疼痛"。所以说美味的樱桃其实也是我们身边的一味良药。

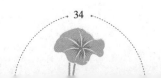

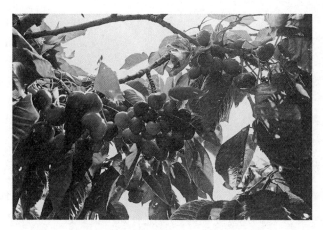

樱桃

身体上的"晕车药"——内关穴

晕车是一件让人非常难受的事情，晕车的同学应该深有体会：每次坐车之前晕车的人都需要先准备好晕车药，有的时候晕车药的效果可能还不是特别好。

其实，可以不用那么麻烦，因为我们的胳膊上就有一个天然的"晕车药"——内关穴。内关穴位于手臂内侧，手掌横纹上三个手指的位置，在两条鼓起的肌腱之间。晕车的时候用手指掐按这个穴位，可以迅速缓解晕车的症状。同学们下次出门遇上晕车，不妨试一下这个办法。

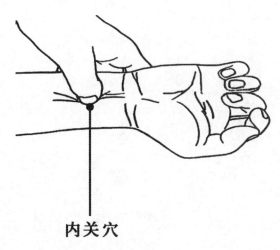

内关穴

内关穴示意图

⊙ 中医书架 ⊙

华佗，字元化，沛国谯①人也，一名旉②，游学徐土，兼通数经。沛相陈珪举③孝廉，太尉黄琬辟④，皆不就。晓养性之术，时人以为年且百岁，而貌有壮容。又精方药，其疗疾，合汤不过数种，心解分剂，不复称量，煮熟便饮，语其节度，舍去，辄愈。若当灸，不过一两处，每处不过七八壮⑤，病亦应除。若当针，亦不过一两处，下针言"当引某许，若至，语人"，病者言"已到"，应便拔针，病亦行差⑥。若病结积在内，针药所不能及，当须刳割者，便饮其麻沸散，须臾便如醉死，无所知，因破取。

简介：

本文节选自西晋史学家陈寿著的《三国志·华佗传》。原文较全面地介绍了东汉末年著名的医学家华佗的医术及教育成就。

注释：

①谯：沛国县名，今安徽亳州一带。②旉：同"敷"。③举：推荐。④辟：指官府征召任用。⑤壮：艾炷灸条中的计数单位，每条艾炷为一壮。⑥差：同"瘥"，病愈。

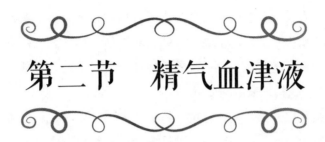

第二节 精气血津液

养花的人都知道，浇水施肥充足，花儿明媚鲜亮；水分养分跟不上，花儿就会暗淡枯萎。同样，如果人摄取的营养充足，就会面色红润、精神饱满，反之就会形容枯槁、面色晦暗。人体的种种表现其实都与我们身体里的重要的生命物质——"精、气、血、津液"有关，这些决定我们的精神风貌和健康状态的重要而奇特的生命物质到底是什么，我们一起来看一看。

◦ 中医学堂 ◦

精、气、血、津液是构成人体和维持人体生命活动的基本物质，是脏腑、经络等组织、器官进行生理活动的物质基础，这些维持人体生命活动的基本物质与脏腑、经络等组织之间，始终存在着相互依存、相互为用的密切关系。

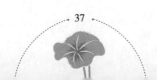

精

在很多成语中都有"精"这个字，如"养精蓄锐""精疲力竭""无精打采"等，那什么是中医上的精呢？《黄帝内经·灵枢·经脉》上讲"人始生，先成精"，是说精是人类生命繁衍的重要物质，是人之生命的本源，也是决定人体质强弱、生长发育和生殖繁衍的重要因素。精源于先天，养于后天，分为先天之精和后天之精。先天之精包含了来自父母精血中的原始生命物质和从母体中吸收来的营养物质。如先天之精不足，婴儿出生后就会生长不良，如出牙晚、走路晚、说话晚等。生命以先天之精为基础，但同时也需要后天水谷精微的不断充养，这样才能由弱变强。

中医上讲的"精"主要指肾精，肾精是构成生命体的始基，是生命活动最重要的物质基础。肾精具有繁衍生命的作用，肾精充盈后多余的肾精可以化生为肾气，肾气充盈有利于繁衍后代。肾精还决定着人体在生长、发育、生殖、衰老过程中的状态。例如年轻人精气充足，骨骼强盛，头发有光泽，但是如果长期熬夜，过度劳累，会因损耗过多的"精"而致"精疲力竭"，那么就会出现脱发、白发、耳鸣、腰痛等问题。老年人因肾精、肾气减少，所以容易出现耳聋耳鸣、筋骨不灵、活动不便等问题，生育能力也大大降低。

此外，中医上讲精血同源，是说精有化血的作用，因此又有"精足则血旺，精亏则血虚"的说法。

气

气是人体内的一种活力很强、运行不息的极精微物质，是构成人体和维持人体生命活动的基本物质。气的来源有三种：禀受于父母的先天之精所化生的先天之气，饮食物中的水谷之精所化生的水谷之气和存在于自然界中的清气。先天之气，受父母的生殖之精而化生，在人还没出生时就已经形成。水谷之气，来源于食物，依赖脾胃的运化功能，从饮食中摄取而化生。自然界的清气，需要依靠肺的呼吸功能和肾的纳气功能才能吸入体内。所以，气的生成与脾、胃、肾、肺的生理功能密切相关。

中医学以气的运动变化来阐释人体的生命活动，人体脏腑、组织的生理功能就是气的运动的体现。气的运动，称为气机。气的运动形式可以归纳为升、降、出、入四种。

升是指气自下而上运行；降是指气自上而下运行；出是指气由内向外运行；入是指气由外向内运行。以肺为例，呼气是出，吸气是入，肺气宣发属升，肺气肃降属降。

气在机体内运行不息，主要通过发挥以下五种作用来维系人体的各种生理功能活动：推动作用，即气能激发和促进人体的生殖、生长、发育以及各脏腑、经络等组织器官的生

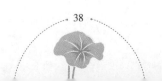

理功能；温煦作用，是指气是体内产生热量的物质基础，能维持体温恒定；防御作用，是指气有护卫肌肤、抗御邪气的作用；固摄作用，是指气能够统摄控制体内液态物质，还能够固护脏器的位置；中介作用，是指气充斥于各脏腑组织之间，是脏腑组织相互联系的中介。

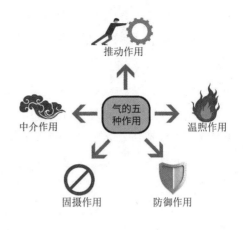

气的作用示意图

气的升降出入运动协调平衡就是气机调畅，气的升降出入运动的平衡失调，则为气机失调。气机失调的常见形式有：气机运行不畅，阻滞不通，俗称气滞；气机上升太过或下降不及，俗称气逆；气机上升不及或下降太过，俗称气陷；气机失于内守而外泄，俗称气脱；气机失于外达而郁闭于内，俗称气闭。

血

血，即血液，是循行于脉中的富有营养的红色液态物质，是构成人体和维持人体生命活动的基本物质。血液生成的过程是：饮食物经胃的腐熟和脾的运化转化成水谷精微，后水谷精微经脾的升清上输于肺，再通过心肺的气化作用，注之于脉，化而为血。因此，水谷精微是血液化生的主要来源。中医上讲，精血同源，精、血之间可以相互资生及转化，即精可以化血。机体的肾精、肾气充盛，对血液的生成也能起到促进作用。

血液对全身的脏腑、经络、形体、官窍均起着滋润和濡养作用，以维持它们的正常生理活动。血液充盈，各得所养，则机体面色红润、肌肉丰满壮实、毛发和皮肤润泽、脏腑功能旺盛；血液亏虚，则机体面色萎黄、毛发枯槁、筋骨萎弱、肌肉瘦削、脏腑功能下降。

血液还是神志活动的物质基础。人的心神活动依赖于血液的濡养：血液充盈，心神得养，则精力充沛、神志清晰、思维敏捷；血液亏虚，心神失养，则可见精神萎靡、失眠多梦、健忘等症。

津 液

津液是机体一切正常水液的总称，包括脏腑组织、四肢百骸、五官九窍内所含的液体及机体正常的分泌物，如汗液、泪液、涕液、唾液、胃液、肠液、关节液、精液、脏器组织间隙液等。津液也是构成人体和维持人体生命活动的基本物质。

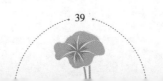

《黄帝内经·素问·经脉别论篇》中说："饮入于胃，游溢精气，上输于脾。脾气散精，上归于肺，通调水道，下输膀胱，水精四布，五经并行。"意思是津液的输布主要依赖于脾的运化、肺的通调水道、肾的气化和三焦决渎行水，是在各个脏腑的协同下完成的。

津液就像水滋润自然界中的万物一样，润物细无声地滋润着身体的各个部位：在体表它滋润皮肤肌肉、五官九窍；在体内它滋润五脏六腑；在四肢它滋润关节、筋脉。因此，当津液缺乏的时候，我们的皮肤和毛发会干枯没有光泽，我们的眼睛会干涩，嘴巴会干渴。

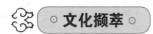 ◎文化撷萃◎

兰陵美酒郁金香

《客中行》

〔唐〕李白

兰陵美酒郁金香，玉碗盛来琥珀光。

但使主人能醉客，不知何处是他乡。

这首诗表达了李白身在他乡、畅饮兰陵美酒、忘却羁旅乡愁的一种既忧郁而又豁达的情感。"兰陵美酒郁金香"中的"郁金"是郁金花吗？其实不是，这里的"郁金"是指姜科植物温郁金。温郁金的干燥块根是一种常用的中药，具有行气解郁、凉血破瘀的作用。温郁金自古就是一种酿酒的重要材料。《诗经·大雅·旱麓》载："瑟彼玉瓒，黄流在中。"黄流是一种用黑黍和温郁金酿的酒。古人用玉器盛上黄流以祭神明，可见郁金酒在当时地位之神圣。宋朝王安石的"郁金香是兰陵酒，枉入诗人赋咏来"说的也是李白这首诗中提到的由温郁金酿制的兰陵酒。

温郁金具有浓郁的香气，在古代常被作为一种天然香料使用。王绩《过汉故城》中的"清晨宝鼎食，闲夜郁金香"和王维《奉和杨驸马六郎秋夜即事》中的"高楼月似霜，秋夜郁金堂"讲的都是用温郁金来焚香馨室。清朝龚自珍在《秋心三首》中写道："漠漠郁金香在臂，亭亭古玉佩当腰。"这是指把温郁金做成香囊带在身上。

除了做香料，温郁金还可以当作一种黄色染料使用。"人以浸水染色，亦微有香气"，说的就是用温郁金来染布，浸染后的布还带有微微香味。在古代，黄色的服饰一般都以"郁金"冠名，如白玉蟾《初冬即事》中的"触目园林已如洗，菊花犹著郁金衣"，又如张泌《送容州中丞赴镇》中的"烧香翠羽帐，看舞郁金裙"，等等。因为温郁金是

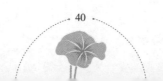

黄色的染料，所以有时还用"郁金袍"来代指帝王的"黄袍"，如唐朝许浑《骊山》中的"闻说先皇醉碧桃，日华浮动郁金袍"。

掌故趣谈

第一位女灸学家——鲍姑

鲍姑是我国古代四大女名医（晋朝鲍姑、西汉义妁、宋朝张小娘子、明朝谈允贤）之一。她是晋朝著名的炼丹术家，精通灸法，也是我国医学史上第一位女灸学家。

鲍姑医术精湛，擅长灸法，以治疗皮肤赘疣闻名于世。她以艾线灸人身之赘瘤，一灼即消，疗效显著。据说鲍姑在一次行医采药回归的途中，见一位年轻姑娘在河边照容，边照边淌泪。鲍姑一问才知原来姑娘的脸上长了许多黑色赘瘤，被乡人鄙视嘲笑，也找不到婆家。鲍姑立刻取来艾条在姑娘的脸上熏灼。不久，姑娘脸上的赘瘤全部脱落，看不到一点疤痕，变成了一个美貌的少女。

鲍姑一生行医采药，足迹遍及当时广州所辖南海郡各县。她足迹所到之处，至今皆有县志、府志及通史记载。在这些地方志书中，都把她称为"鲍仙姑"，把她制的艾称为"神艾"。鲍姑作为一个封建时代的妇女，能这样跋山涉水，采药行医，以救万民，实在令人钦佩。鲍姑死后，岭南人民为了纪念她，在广州越秀山下三元宫内修建了鲍姑祠，《鲍仙姑祠记》石碑记载："晋代女名医鲍姑，用越岗山天产之艾治病，距今一千六百多年。"

遗憾的是，鲍姑没有留下什么著作，后人认为，她的灸法经验可能记录到了她的丈夫葛洪的《肘后备急方》中。《肘后备急方》中有灸方90余条，每一条都对灸法的作用、效果、操作方法、注意事项等进行了较全面的论述。不得不说，葛洪和鲍姑真的是一对有志于医学事业的神仙眷侣。

识药学技

酸枣仁

在秋季，同学们如果去登山可能会发现山上有很多枝干上长有许多托叶刺的树，树上挂满了红红的小枣，这些小枣就是我们说的酸枣。酸枣的药用部位是核仁，秋季酸枣成熟时采收，然后去果肉碾碎种子取出枣仁做药材。《本草纲目》中在讲到酸枣时说："其仁

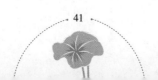

甘而润，故熟用疗胆虚不得眠、烦渴虚汗之症。"可见酸枣仁在调节睡眠方面具有很好的疗效，是养心安神的良药。此外，酸枣仁还可以用来治疗自汗盗汗、伤津口渴等病证。

在古代，一到灾荒时节，百姓就把酸枣干磨成粉，再拌上树皮、野菜充饥。我国现存的最早的一部完整的农书《齐民要术》就记载了制作酸枣干粉的方法。

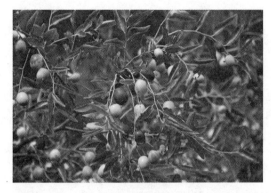

酸枣仁原植物

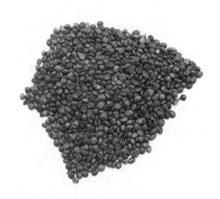

酸枣仁药材

陈 皮

说起陈皮有的同学可能不知道是什么，但橘子大家应该很熟悉吧，没有人没吃过吧？是的，陈皮就是橘子的外皮经过晒干或者低温干燥后制成的。

中医认为橘皮入药以陈旧者为佳，所以经过处理的橘皮就被叫作陈皮。陈皮味苦、辛，性温，归肺、脾经，具有理气健脾、燥湿化痰的功效，可以用于缓解脘腹胀满、食少吐泻、咳嗽痰多等病证。

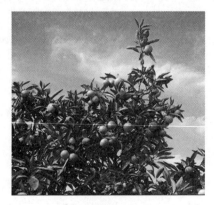

陈皮原植物

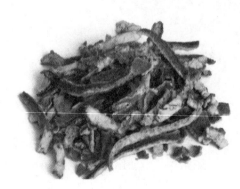

陈皮饮片

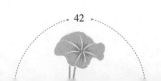

长在口舌上的"药"——金津穴和玉液穴

金津穴、玉液穴同属于经外奇穴，金津穴的位置在口腔内舌下系带左侧静脉上，玉液穴的位置在口腔内舌下系带右侧静脉上。刺激这两个穴位可以帮助治疗舌强、舌肿、失语、口疮等病证，还可以治疗呕吐和消渴。需要注意的是，刺激穴位时要使用棉棒，尽量不要用手，要注意口腔卫生。

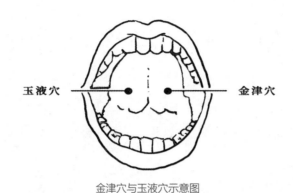

玉液穴 ———— 金津穴

金津穴与玉液穴示意图

◎ 中医书架 ◎

扁鹊者，勃海郡郑人也，姓秦氏，名越人。少时为人舍长①。舍客长桑君过，扁鹊独奇之，常谨遇②之。长桑君亦知扁鹊非常人也。出入十余年，乃呼扁鹊私坐，间③与语曰："我有禁方，年老，欲传与公，公毋泄。"扁鹊曰："敬诺。"乃出其怀中药与扁鹊："饮是以上池之水④，三十日当知物矣。"乃悉取其禁方书尽与扁鹊。忽然不见，殆非人也。扁鹊以其言饮药三十日，视见垣一方人。以此视病，尽见五藏症结，特以诊脉为名耳。

简介：

本文节选自西汉司马迁的《史记·扁鹊仓公列传》，文中记载了扁鹊的高超医术，展现了一位在历史上享有盛誉、深受百姓爱戴的古代名医形象。

注释：

①舍长：旅舍的主管人。②谨遇：恭敬地接待。③间：暗中，私下。④上池之水：指未沾到地面的水。

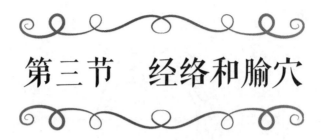

第三节　经络和腧穴

◎导　言◎

　　成语"捶胸顿足"的意思是用拳头敲打胸部，用脚踩地，常用来形容非常悲痛与懊悔的样子。那悲伤的时候，人为何会不由自主地捶打胸部，踢踩脚部呢？那是因为在焦急、悲痛的时候，身体的气血在经络中瘀堵不通，胸中会有憋闷的感觉，这个时候人的自我本能反应就是想通过捶胸、顿足这些动作来帮助疏通经络。那什么是经络呢？就让我们一同来探索一下吧。

◎中医学堂◎

经络和经络系统

　　经络是运行气血、联络脏腑肢节、沟通上下内外的通路，是经脉和络脉的总称。经是经络系统纵行的主干，络是经脉别出的分支，纵横交错，遍布全身。经脉大多循行于深

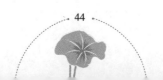

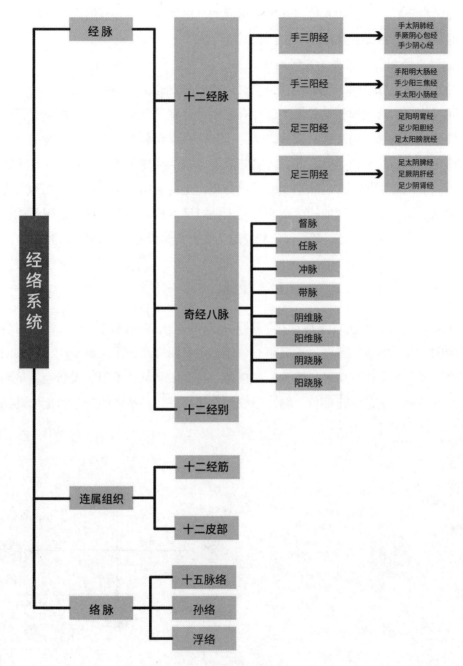

经络系统的组成示意图

部，有一定的循行路径；络脉循行于较浅的部位，大多没有一定的循行路径。经络的主要功能包括：沟通表里上下，联系脏腑器官，使人体复杂的生理功能相互协调；通行气血，濡养脏腑组织；感应传导针灸或其他刺激产生的各种信息。

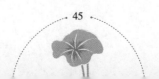

经络系统是由经脉、络脉和其他连属组织组成的，内连脏腑，外连筋肉、皮肤，《黄帝内经·灵枢》称其"内属于腑脏，外络于肢节"。

经脉可分为正经和奇经两类。正经有十二条，分别是手三阴经、足三阴经、手三阳经、足三阳经，合称十二经脉。十二经脉是气血运行的主要通道，同脏腑有直接的络属关系，相互之间可构成六对表里相对关系。奇经有八条，分别是督脉、任脉、冲脉、带脉、阴维脉、阳维脉、阴跷脉、阳跷脉，合称"奇经八脉"。奇经具有统率、联络和调节十二经脉气血的作用。它们与十二经脉不同，与脏腑没有直接的络属关系，相互之间也不构成表里相对关系。十二经别是十二经脉别出的重要分支，主要是加强十二经脉中相为表里的两经之间的联系。由于十二经别能通达某些正经未循行到的器官与形体部位，因而能弥补正经的不足。络脉是经脉的分支，循行部位较经脉为浅，大多没有一定的循行路线。

十二经脉

十二经脉是经络系统的主要组成部分，对称地分布在人体的两侧。十二经脉的名称分别是：手少阴心经、足少阴肾经、手厥阴心包经、足厥阴肝经、手太阴肺经、足太阴脾经、手太阳小肠经、足太阳膀胱经、手少阳三焦经、足少阳胆经、手阳明大肠经、足阳明胃经。十二经脉都有一定的起止部位、循行路线和交接顺序，在肢体的分布和走向遵循一定的规律。

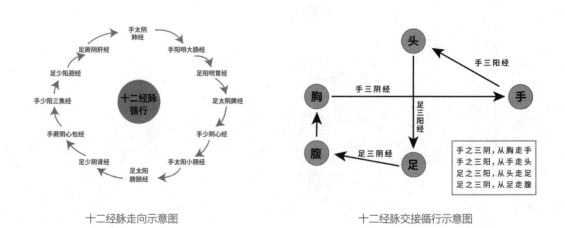

十二经脉走向示意图　　　　　　　　　　　十二经脉交接循行示意图

十二经脉循行路线、主治功能及穴位介绍如下：

手三阴经和手三阳经。从双侧手臂来看，手三阳经分布在手臂的外侧，手三阴经分布在手臂的内侧。手三阳经和手三阴经两两对应成表里配属关系，分别是：手太阴经与手阳

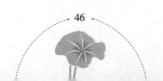

明经，手厥阴经与手少阳经，手少阴经和手太阳经。

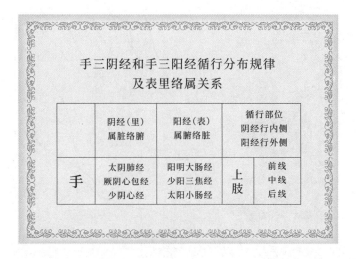

	阴经（里）属脏络腑	阳经（表）属腑络脏		循行部位 阴经行内侧 阳经行外侧
手	太阴肺经 厥阴心包经 少阴心经	阳明大肠经 少阳三焦经 太阳小肠经	上肢	前线 中线 后线

以手太阴肺经和手阳明大肠经为例做简单介绍。

手太阴肺经：肺经走向及穴位分布如下图所示。肺经的穴位可以用来治疗喉、胸、肺部的病变，以及经脉循行部位的其他病证。如机体出现咳嗽、气喘、胸满痛等肺部疾病，可以选择中府穴（位于胸前壁外上方，前正中线旁开6寸处）来进行治疗。

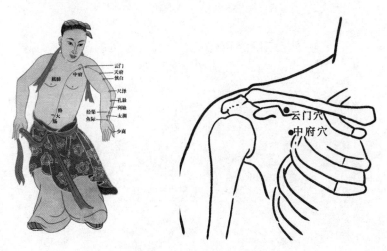

手太阴肺经的穴位及走向分布示意图

手阳明大肠经：大肠经走向及穴位分布如下图所示。大肠经的穴位可以用来治疗便秘、腹泻、腹痛等消化系统疾病，身体常见的耳聋、齿痛、咽喉肿痛、手指麻木等，也可以选择大肠经上的商阳穴（位于食指桡侧指甲角旁0.1寸处）来进行治疗。

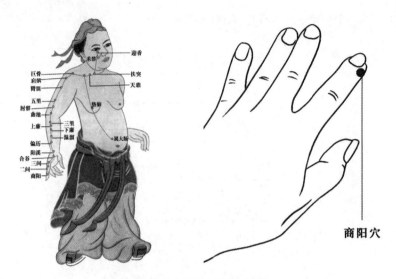

商阳穴

手阳明大肠经的穴位及走向分布示意图

　　足三阴经和足三阳经。从双侧下肢来看，足三阳经分布在下肢的外侧，足三阴经分布在下肢的内侧。足三阳经与足三阴经两两对应成表里配属关系，分别是：足太阴经与足阳明经，足厥阴经与足少阳经，足少阴经和足太阳经。

足三阴经和足三阳经循行分布规律及表里络属关系

	阴经（里）属脏络腑	阳经（表）属腑络脏		循行部位阴经行内侧阳经行外侧
足	太阴脾经厥阴肝经少阴肾经	阳明胃经少阳胆经太阳膀胱经	下肢	前线中线后线

　　以足太阴脾经和足阳明胃经为例做简单介绍。

　　足太阴脾经：脾经走向及穴位分布如下图所示。脾经的穴位可以用来治疗脾胃病、妇科病、前阴病及经脉循行部位的其他病证。以三阴交穴为例，三阴交穴位于小腿内侧，在足内踝尖上约3寸处，胫骨内侧缘后方。三阴交穴是肝、脾、肾三条阴经的交汇

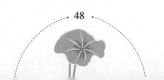

处，因此被广泛用于治疗消化系统、神经系统、生殖系统的相关疾病以及皮肤病、高血压等。

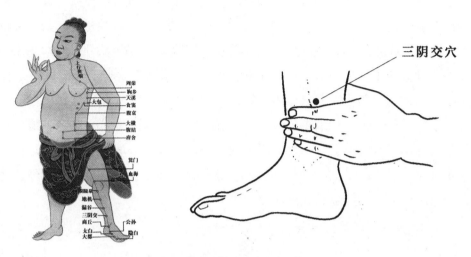

足太阴脾经的穴位及走向分布示意图

足阳明胃经：胃经走向及穴位分布如下图所示。胃经的穴位可以用来治疗胃肠病，头面、目、鼻、口、齿等部的病证，神志病及经脉循行部位的其他病证。如出现齿痛、咽喉肿痛、鼻衄、癫狂、热病、足背肿痛等病证时，可选用厉兑穴（位于足第2趾末节外侧，距趾甲角0.1寸处）来进行治疗。

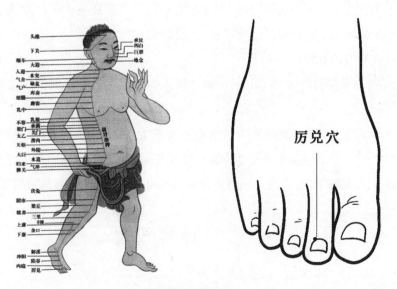

足阳明胃经穴位及走向分布示意图

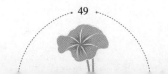

奇经八脉

由于奇经的分布不如十二经脉那样有规律，且它们与脏腑没有直接的属络关系，相互之间也没有表里相对关系，有异于十二经脉，故曰"奇经"，因数量有八条，又曰"奇经八脉"。奇经八脉包括督脉、任脉、冲脉、带脉、阴跷脉、阳跷脉、阴维脉、阳维脉。

奇经八脉分布于十二经脉之间，统率、联系、调节十二经脉。八脉之中，督脉、任脉、冲脉三者均起于胞中，同出会阴，被称为"一源三歧"。督脉与脑、髓、肾关系密切，循行于腰、背、项、头后部的正中线，上至头面，入脑，贯心，络肾，能总督一身之阳经，故被称作"阳脉之海"。任脉前行于腹、胸、颈、面部的正中线，能总任一身之阴经，故被称作"阴脉之海"。冲脉能调节十二经脉的气血，故被称为"十二经脉之海"。此外，冲脉还与人体的生殖功能密切相关。

腧 穴

腧穴俗称穴位，腧与"输"通，有转输、输注的含义，"穴"即孔隙。腧穴既是经络之气输注于体表的部位，又是疾病在体表进行反映的部位，还是针灸、推拿等外治疗法的施术部位。腧穴大体上可归纳为十四经穴、奇穴、阿是穴三类。

十四经穴是指具有固定的名称和位置，且归属于十二经脉和任脉、督脉的腧穴。十四经穴共有361个，是腧穴的主要组成部分，简称"经穴"。

奇穴是指具有固定的名称和位置，但主治范围有限，只对某些病证有特殊疗效的一类腧穴。因其未被归入十四经穴，因此又被叫作"经外奇穴"。如眉头连线的中点印堂穴，脊柱两侧的华佗夹脊穴，等等。

阿是穴是指既无固定名称，又无固定位置，以压痛点或其他反应点作为针灸施术部位的一类腧穴。

经络和腧穴学说是中医学理论体系中的重要组成部分，是我国古代人民在长期的医疗实践中逐步总结出来的。经络和腧穴学说对针灸、推拿及临床其他各科的治疗均有着重要的作用。经络和腧穴学说涵盖的内容非常多，感兴趣的同学可以自己去查阅相关资料了解学习。

文化撷萃

春来荠美忽忘归

荠菜是一种春季常见的野菜。《诗经·国风·邶风》中就有"谁谓荼苦，其甘如荠"的描述，可见人们食用荠菜的历史可以追溯到先秦时期。现代研究表明，荠菜富含蛋白质、氨基酸、有机酸、维生素、多种微量元素等营养物质，其中光氨基酸就有十余种，这在瓜果蔬菜中是数一数二的。荠菜有如此高的营养价值，可以说是春季野菜中当之无愧的"当家花旦"。

荠菜味美，营养价值高，且当季时随处可见，采挖方便，在古代可为贫寒之士缓解饥困之苦。"粟粥荠菜"讲的就是范仲淹与荠菜的故事。范仲淹年少时曾在长白山的一座寺庙中学习，他每天晚上取二升（量粮食的器具）粟米做粥，到了第二天早上，粥凝结成一块，他就用刀将粥切成四块，再切十几根荠菜装在碗里，然后早晚各取两块粥加热后就着荠菜吃。范仲淹就这样过了三年，后来考中了进士，被任命为兵部尚书。他对荠菜有着深厚的感情，曾写下"陶家瓮内，腌成碧绿青黄；措大口中，嚼出宫商角徵"的词句来回味那段荠菜相伴的求学时光。历代描写和赞美荠菜的诗词很多，如辛弃疾在《鹧鸪天·陌上柔桑破嫩芽》中写的"城中桃李愁风雨，春在溪头荠菜花"，陆游在《食荠》一诗中写的"日日思归饱蕨薇，春来荠美忽忘归"，等等。

荠菜也是一味中药，民间有"春食荠菜赛仙丹"的赞誉。荠菜全株都可入药，具有健脾利水、止血明目的功效。荠菜花与荠菜籽还可以用来治疗痢疾、水肿、便血、目赤疼痛等病证。近年来，荠菜在预防和治疗胆结石、尿结石、胃溃疡、痢疾、夜盲症等方面，收到了较好疗效，慢慢地荠菜又有了"护身草"的美名。

荠菜既然有这么高的食用价值，同学们不妨与家人一起包一顿荠菜水饺，然后一起吟诗品尝。

掌故趣谈

知县大人智保庶民之牛

牛黄是牛的胆结石，具有清热解毒、定惊止痉的功效，可用来治疗高热神志昏迷、癫狂、小儿惊风、抽搐等急症。牛黄自古就是一味不可多得的名贵中药。宋朝记载朝野趣闻轶事的书《闲燕常谈》中就记录了一个关于牛黄的故事：宋徽宗政和初年，户部下令在全

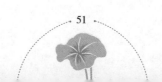

国悬赏征集牛黄，以供太医院配药。州县百姓被迫回家屠牛取黄，但是仍达不到上级所需之数。山东掖县（今莱州市）知县汝霖写状子至提举司申诉说："牛之所以胆内有牛黄石，是因为牛在遇到病疫时容易生病，出于自我保护牛胆囊会分泌胆汁，后胆汁沉淀出来的成分形成牛黄。现在皇帝勤政爱民，风清气正，我们的牛都健康无恙，所以牛胆中没有牛黄可取。"上面的官员对这份申诉无话可说，于是掖县获免。百姓无不对知县感念不忘。

现在的药用牛黄大多是人工合成牛黄，所以，现在的牛也可免受"取胆之苦"了。

⊙ 识药学技 ⊙

莲 藕

说到莲藕应该没有谁没吃过吧，同学们知道吗，莲藕除了是蔬菜还是一味药材。作为药材的莲藕又有什么样的特性和作用呢？我们一起来了解一下。《本草纲目》中称藕为"灵根"，鲜莲藕味甘，性寒，入心、脾、胃经，具有清热生津、凉血、散瘀、止血、开胃、止泻的作用。《本草经集注》也说藕汁可解蟹毒。莲藕作为中药的入药部分是藕节，也就是藕的根茎间的衔接部位，具有散瘀止血的功效，常用于吐血、尿血、便血等病证。

因藕的地下根茎为白色，所以莲藕也被叫作白茎。江南靖士陈志岁所著的《咏荷》说："身处污泥未染泥，白茎埋地没人知。生机红绿清澄里，不待风来香满池。"现在，莲藕是重要的农业经济作物，在我国的江苏、安徽、湖北、山东、河南、河北等地均有种植。

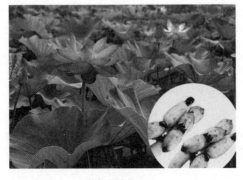

藕节原植物

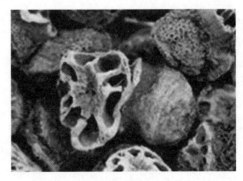

藕节饮片

葱 白

在我们的餐桌上大葱的身影总是无处不在。大葱作为一味药材，入药的部位主要是葱白，也就是大葱的白色茎干部分。葱白味辛，性温，归肺、胃经。中医认为葱白有解表、散寒、温阳的作用。所以，生活中常见喝葱白和生姜一起熬煮的水来发汗祛寒通鼻窍，以缓解风寒感冒的症状。

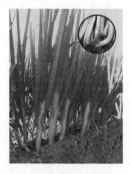

葱白原植物

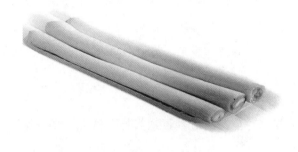

葱白药材

长在耳朵上的"药"——耳门穴、听宫穴、听会穴

耳门、听宫、听会这三个穴位均位于两侧耳朵的前方。治疗耳疾或者进行耳部保健的时候，这三个穴位常配合使用。耳门穴、听宫穴、听会穴可以说是"耳疾三剑客"，当有耳鸣、听力下降、耳朵疼痒等情况出现时，用拇指指腹从上而下依次推揉每个穴位3至5分钟可适当缓解不适感，注意推揉时用力不宜过大。

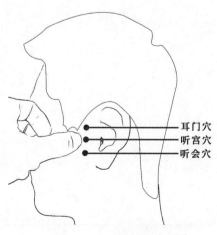

耳门穴、听宫穴及听会穴示意图

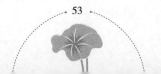

◎ **中医书架** ◎

尝诣①舒之桐城，有民家妇孕将产，七日而子不下，百术无所效。安时之弟子李百全适在傍舍，邀安时往视之。才见，即连呼不死，令其家人以汤温其腰腹，自为上下抪摩。孕者觉肠胃微痛，呻吟间生一男子。其家惊喜，而不知所以然。安时曰："儿已出胞，而一手误执母肠不复能脱，故非符②药所能为。吾隔腹扪儿手所在，针其虎口③，既痛即缩手，所以遽④生，无他术也。"取儿视之，右手虎口针痕存焉。其妙如此。

简介：

本文节选自《宋史·庞安时传》。庞安时，字安常，自号蕲水道人，蕲水（今湖北浠水县）人，有"北宋医王"的美誉。

注释：

①诣：到，旧时特指到尊长那里去。②符：道士、巫师以符咒役使鬼神的民间法术。③虎口：合谷穴的别称，大拇指和食指相连的部分。④遽：急促，迅速。

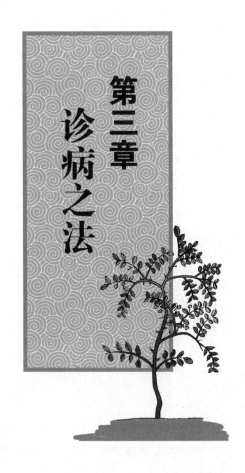

第三章
诊病之法

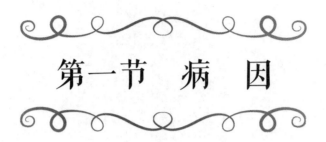

第一节 病 因

◎ 导 言 ◎

人们常说"人吃五谷杂粮，哪有不生病之理"，这句话的意思是说在生活中，人食一日三餐，又有七情六欲，难免会有调养不当、罹患疾病的时候。这些因素是如何导致我们生病的，它们所引起的疾病又有哪些特点，现在就让我们一起来了解一下。

◎ 中医学堂 ◎

中医学认为，只有人体各脏腑组织之间以及人体与外界环境之间维持着动态平衡，才能保证人体生理活动的正常开展。当这种动态平衡因某些原因遭到破坏且不能立即通过自行调节得以恢复时，人就会生病。

让人生病的原因有很多，如源于自然界引起人体发病的六淫与疠气，人自身的七情太过、日常饮食不合理、劳逸过度等。下面我们就来逐一认识一下这些让我们生病的"罪魁祸首"。

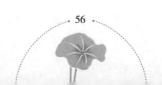

六 淫

六淫，是风、寒、暑、湿、燥、火六种外感病邪的总称。风、寒、暑、湿、燥、火在正常情况下被称为六气，是自然界六种不同的气候变化，也是人类赖以生存的自然条件。当气候变化出现异常、超过人体的适应能力时，就会使人发病，这时六气就变成六淫。

下面我们一起来认识一下风、寒、暑、湿、燥、火这六种外感风邪。

风邪常见于春季，具有善动而不居，生发、向上、向外的特性，属于阳邪。风极易让肌肤的毛孔张开，且毛孔张开后，能迅速侵袭人体，引起疾病。风邪较多侵袭人体头、背等相对偏上、偏外的部位。风邪致病常具有如下特性：病位游移、行无定处，如风湿病关节疼痛，犯病时疼痛部位不固定，今天肩膀疼，明天手腕疼，后天腰腿疼；发病迅速，变幻多样，发无定处，如荨麻疹、风疹等，多突然发病，发病时皮疹此起彼伏，形状各异；具有类似摇动的症状，临床上凡有眩晕、抽搐等症状的病证均可归属风邪致病的范畴；相兼性强，常与寒、湿、燥、火等病邪一起侵袭人体，如外感风寒、风热、风湿等。

寒邪常见于冬季，其他季节如气温骤降、涉水淋雨、空调过冷等也会使人生寒病。寒为阴气盛的表现，故为阴邪，所谓"阴盛则寒"。寒邪致病常具有如下特征：容易损伤阳气，使机体温煦、固摄津液等功能失常，出现肢冷、畏寒、痰多、淌鼻涕等症状；伴有疼痛的症状，经脉气血失于阳气的温煦会阻滞不通，不通则痛，故寒邪伤人多半会有疼痛的症状；可使气机收敛，腠理、经络、筋脉收缩而挛急，如关节受寒，表现为挛急疼痛、屈伸不利，胃部受寒会发生痉挛疼痛。

暑为夏日火热之气所化，火热属阳，故暑为阳邪。暑邪伤人，多出现一系列阳热症状，如恶热、心烦、面赤、舌红等。暑邪致病常具有如下特性：容易出大汗，出汗多就容易耗损津液，出现口渴、尿赤短少等症；容易扰乱心神，使人心情烦躁、心神不宁，严重者甚至昏迷；夏季除气候炎热外，还多雨潮湿，因此，暑邪常跟湿邪一起侵袭人体，如临床上常见的四肢困倦、胸闷呕恶、大便溏泄等均为感染暑湿的症状。

湿邪容易出现在多雨、潮湿的地区或环境中，湿性类水，故湿邪为阴邪。湿邪侵袭人体，最易阻遏气机。湿邪致病常具有如下特性：头重如裹、周身困重、四肢酸懒沉重，如湿邪留滞经络关节，可见肌肤不仁、关节疼痛等；患者的分泌物或排泄物秽浊不清，如大便溏泄、小便浑浊、湿疹皮损处潮湿等；黏腻停滞，一是指排出物及分泌物多黏腻滞涩而不畅，二是指湿邪致病的病程较长或反复发作；多见身体下部的症状，如病人中有下肢水肿症状的人较多。

燥邪最易耗损人体的津液，造成阴津亏虚的病变，出现口鼻干燥、咽干口渴、皮肤干

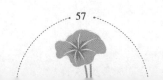

涩、大便干结、痰少不易咯出等症状。燥易伤肺，肺喜润而恶燥，而燥邪多从口鼻或皮毛入侵，所以最易耗伤肺津，影响肺的宣发肃降功能，使身体出现干咳少痰、痰液胶黏难咳或痰中带血等症状。燥邪致病又有温燥、凉燥之分：初秋时节还有夏季的余热，燥邪与火邪联合侵袭人体，容易出现温燥病证；深秋时节又有了初冬时节的寒气，燥邪与寒邪联合侵袭人体，容易出现凉燥病证。

火热之性，燔灼焚焰，亦升腾上炎，故属于阳邪。火邪致病常具有如下特性：常侵袭人体上部，如风热上壅，见头痛、耳鸣、咽喉红肿疼痛等；火热与心相应，心主血脉而藏神，火邪上炎，常可见火邪扰心的神志不安、烦躁、谵妄发狂或昏迷等症；火易耗气伤津，故火邪致病常伴有口渴喜饮、小便短赤、大便秘结等症状；火易生风动血，火邪侵袭人体，可致肝风内动，表现为高热、神昏谵语、四肢抽搐、目睛上视、颈项强直、角弓反张等症，火热之邪入血分，可以加速血行，灼伤脉络，甚则迫血妄行，而致各种出血病证。

六淫致病常具有一定的特点：外感性，即病邪多通过肌表、口鼻等部位侵袭人体；季节性，如冬天寒病较多，长夏湿病较多；地区性，如西北高原地区多寒邪、燥邪致病，东南沿海地带多火邪、湿邪致病；相兼性，致病原因可能是两种或两种以上的病邪入侵，如临床上的外感风热、风寒、寒湿等；转化性，在一定条件下，证候性质可以发生转变，如寒邪入里可化热。

疠 气

疠气是具有非常强的传染性的一类病邪。在中医文献记载中，疠气又被称为瘟疫、疫毒、异气等。历史上发生过的鼠疫、天花、流感、霍乱、疟疾、"非典"等都属于疠气引起的传染病。疠气致病的特点主要包括：特异性，一气自成一病，每种疠气病都有其独有的特征；潜伏期短，发病急骤，致病力强，有"触之者即病"之说，且病情来势凶猛、危重，死亡率高；具有非常强的传染性和流行性，疠气可以在自然界直接传播，也可在人群中通过口、鼻、肢体接触等途径传播。

内伤七情

中医学将喜、怒、忧、思、悲、恐、惊七种正常的情志活动称为七情。《黄帝内经·素问·气交变大论篇》里说："有喜有怒，有忧有丧，有泽有燥，此象之常也。"意思是说，人的喜怒哀乐、悲欢离合就像天气有雨有晴一样，是一种正常现象。但是，七情过激可能会引起脏腑功能紊乱从而诱发疾病，这种情况被称为内伤七情。七情致病与否与机体的心理承

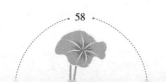

受能力、调节能力、脏腑气血的阴阳属性及身体素质的状况密切相关。

七情致病能直接伤及内脏。情志活动以五脏精气作为物质基础，因此，过强或过久的七情活动作用于内脏器官，会使内脏气机升降失常，气血运行紊乱，这也就是为什么我们常说怒伤肝、喜伤心、思伤脾、悲伤肺、恐伤肾。如过度愤怒的情绪可以使人的肝气逆而上冲，血随气逆，所以有的人生气的时候会面红耳赤，青筋暴起，甚至是吐血、昏厥等。又如惊吓过度会使肾气的固摄作用失常，电视剧里演的犯人在受刑时被吓得小便失禁，其实就是这个原因。

饮食致病

饮食是人体生命活动正常进行的重要保障，但不当的饮食习惯或行为会引起疾病的发生。饮食致病常有三类情况：饮食偏嗜致病，即长期偏食某一类食物以致损伤机体的某些功能，引发疾病，如过度食用辣椒、酒等刺激性食物，容易引发食道癌、胃溃疡、痔疮、便秘等病证；饥饱不节致病，即饮食没有节律使机体的某些功能出现异常，如经常处于饥饿状态，会使人体的气血生化缺少来源，引起脏腑功能活动衰退等；饮食不洁致病，即误食腐烂变质或被病菌污染了的食物以致损伤脾胃，导致胃肠功能失调，如有的人吃了剩菜、剩饭后会呕吐、拉肚子。

劳逸致病

劳逸致病，包括过劳致病和过逸致病两个方面。

过劳致病包括劳力过度致病、劳神过度致病和房劳过度致病三个方面。劳力过度致病是指长时间地过度进行体力劳动，以致身体功能失常出现疾病，也就是我们常说的积劳成疾。劳神过度，又叫作"心劳"，是指长期用脑过度、思虑劳神。劳神过度致病多发生在各种脑力劳动者身上，如科学家、程序员等。房劳过度致病是指房事太过或是染上了手淫的恶习，致使肾精、肾气损失过多引发疾病。以上这些过劳的行为都会使身体的气血津液过度消耗，造成脏腑功能失调从而引发疾病。

安逸太过会出现气血不畅、脾胃运化功能呆滞等问题，长期这样，人会越来越虚弱，出现精神不振、肢体软弱，一活动就心悸、气喘、出汗等。

邪正与发病

邪气，泛指上面所讲的各种致病因素。正气，是与邪气相对而言的，它既包括构成人

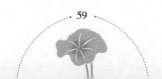

体和维持人体生命活动的精微物质，又包括机体的生理机能和对外界环境的适应能力、抗病祛邪能力和康复自愈能力。

中医发病学非常重视人体的正气，认为正气强弱是决定疾病发生与否的内部因素。正气旺盛时，卫外固密，病邪难于侵袭，人体就不易生病；正气虚弱，卫外不固，抗邪无力，邪气就能乘虚而入，人体就容易生病，也就是古话说的"邪之所凑，其气必虚"。

所以，人体是否受邪，受邪后是否发病，以及发病的轻浅深重，发病的病变反应等，在一定程度上都是由正气的盛衰来决定的。

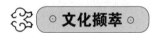

文化撷萃

采得珠来泪已枯

《采珠歌》

〔清〕冯敏昌

江浦茫茫月影孤，一舟才过一舟呼。

舟舟过去何舟得，采得珠来泪已枯。

珠珠以其绚丽的色彩和高雅的"气质"被誉为"宝石皇后"。珍珠除了是美丽的装饰品外还是一种名贵的中药材，具有安神定惊、明目消翳、解毒生肌、祛斑美白的作用，自古就被列为官赋朝贡之品。

在封建社会，美丽的珍珠不但没有给百姓带来幸福，反而给他们带来很多不幸。冯敏昌的《采珠歌》写的就是采珠百姓在王命赋税和生计的双重逼迫下采珠的悲惨场景。自汉朝起就有官吏亲自监督珠户采珠、以充贡赋的文字记录。李时珍也在《本草纲目·真珠篇》中描述了珠民采珠的艰险："以长绳系腰，携篮入水，拾蚌入篮即振绳，令舟人急取之。若有一线之血浮水，则葬鱼腹矣。"明朝林兆珂在《采珠行》中也说："哀哀呼天天不闻，十万壮丁半生死。"可见古代珠户为采珍珠牺牲性命者不计其数。

合浦是中国汉朝海上丝绸之路的始发港之一，其所在的东南沿海自古盛产珍珠，是"中国南珠之乡"。据《合浦县志》记载："合浦南部地瘠人贫，不种粮食，耕海采珠，以珠易米。"古郡合浦沿海土地贫瘠、稀少，没有田可以种，百姓唯以采珠为生，孩子"年十余岁便教入水"。劳苦百姓所处境况正是"曾驱万命沉海底，予似当年去不还"，也因如此，这里的历代珠户反采珠斗争此起彼伏。

拾葚异器

中医上桑葚是一味中药，具有生津润肠、清肝明目、安神养颜、补血乌发的功效。桑葚的营养成分十分丰富，含有多种氨基酸、维生素、有机酸、胡萝卜素等，矿物元素的含量也比其他水果高出许多。《二十四孝故事》中记载了一个与桑葚有关的故事：蔡顺，汉朝汝南人，少年丧父，对母亲非常孝顺。当时正值王莽之乱，又遇饥荒，柴米昂贵，蔡顺只得外出摘拾桑葚回家充饥。一天，蔡顺路遇赤眉军，赤眉军逼他交出所摘的桑葚。当赤眉军看到蔡顺把红色的桑葚和黑色的桑葚分别装在两个篮子里时，便问其原因，蔡顺回答说："黑色的桑葚味甜，是供家中老母亲食用的，红色的桑葚酸涩是留给自己吃的。"赤眉军被他的孝心感动，不仅没有夺走他的桑葚，还送给了他两斗（量粮食的器具）白米、一只牛蹄子，让他带回家去供奉母亲，以示敬意。

后人有诗赞：黑葚奉萱帏（指母亲），啼饥泪满衣。赤眉知孝顺，牛米赠君归。

辛　夷

辛夷是玉兰的干燥花蕾，因花苞初出枝头时形如毛笔，也叫木笔花。辛夷味辛，性温，归肺、胃经，具有散风寒、通鼻窍的功效，可用于治疗急性鼻炎、慢性鼻炎或过敏性鼻炎造成的鼻塞、流清鼻涕或黏鼻涕等。古代医家称辛夷为"治鼻病之要药"。需要注意的是，辛夷有毛，内服会刺激咽喉引起咳嗽，所以要采用煎服，而且需要先用纱布包好，然后再与其他药一起煮。

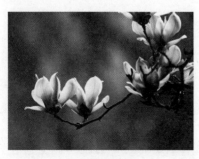

辛夷原植物

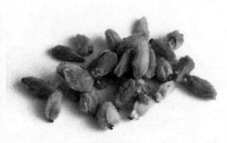

辛夷药材

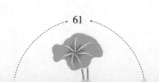

山 药

山药是我们经常吃的一种食物，味甘，性温，具有补脾养胃、生津益肺、补肾涩精的功效，适用于脾虚食少、久泻不止、肺虚喘咳、肾虚遗精、带下、尿频、虚热消渴等病证。山药的性质平和，不寒不燥，是治疗虚症的重要药物。山药里含有一些可以帮助降低血糖的物质，因此，患有糖尿病的人可以适当多吃一些山药。

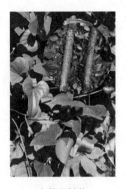

山药原植物

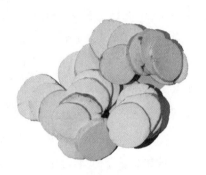

山药饮片

身体上的"补肾药"——太溪穴

太溪穴是足少阴肾经上的穴位，位于人体脚踝部，在内踝尖与跟腱之间的凹陷处。太，是大的意思；溪，指的是溪流。太溪的意思是说肾主一身之水，水从脚底的涌泉穴出发时，水流还比较细微，不易被察觉，到脚踝就比较明显了，用手能够感觉到动脉的搏动。因肾虚导致的腰酸背痛腿抽筋都可以通过刺激太溪穴来进行治疗，具体方法是睡前用手指指腹按揉两侧太溪穴5到10分钟，按揉时要注意力度。

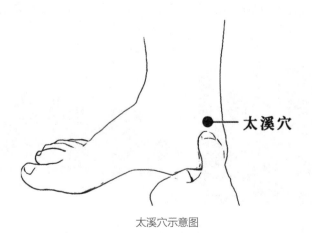

太溪穴示意图

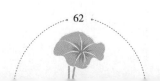

◎ **中医书架** ◎

　　其自用甚者，饮食不节，以生百病，好色不倦，以致乏绝，风寒所灾，百毒所伤，中道夭于众难。世皆知笑悼①，谓之不善持生也。至于措身②失理，亡之于微，积微成损，积损成衰，从衰得白，从白得老，从老得终，闷若无端③。中智以下，谓之自然。纵少觉悟，咸叹恨于所遇之初，而不知慎众险于未兆。是由桓侯抱将死之疾，而怒扁鹊之先见，以觉痛之日，为受病之始也。害成于微，而救之于著，故有无功之治，驰骋常人之域，故有一切④之寿。

　　简介：

　　本文节选自三国时期嵇康所著的《养生论》一文。《养生论》是我国古代有关养生的论著中成文较早的一篇。文章论述了养生的必要性与重要性，并提出了一些具体的养生原则和方法。

　　注释：

　　①笑悼：讥笑哀叹。②措身：安身，置身。③闷若无端：迷迷糊糊的不知道衰亡的原因。闷若，愚昧貌。④一切：一般的，普通的。

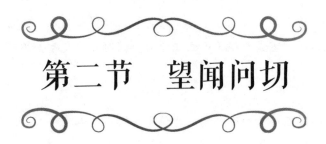

第二节　望闻问切

在成语"讳疾忌医"的典故里，蔡桓公一次又一次地无视扁鹊的提醒和警告，让自己的病从只是气色不好一直发展到了无药可治的地步。为什么扁鹊每次见到蔡桓公，只凭肉眼观察就知道他得了什么病，病到了什么程度？清朝名医黄元御曾到一王府为一世子诊病，进府时，听到东厢房有呻吟之声，当得知正是病人发出的声音时，便说："无需诊视，其肺已腐烂不堪，无药可医，惜哉！"为什么黄元御不用诊视病人单凭耳朵就能知道病人已无药可医？要回答上面的问题，就必须要知道中医诊断方法的四大法宝——望、闻、问、切，下面我们一起来学习。

·中医学堂·

"神圣工巧"之术——四诊合参

《黄帝内经·素问·阴阳应象大论篇》中说："善诊者，察色按脉，先别阴阳；审

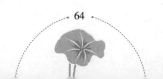

清浊，而知部分；视喘息，听声音，而知所苦。"说的就是望、闻、问、切四种不同的诊察疾病的方法。四诊是医生摸清疾病原因、对疾病进行分类、确定治疗方法的前提与依据。疾病是复杂而多变的，通过某一种诊法获得的信息有的时候可能是有限或者有误的，所以，从医者在临证时必须将望、闻、问、切四诊收集的病情资料进行综合判断，参照互证，以求全面、准确地做出诊断。

望　诊

望诊，是一种对病人的神、色、形、态、舌象以及分泌物、排泄物进行有目的的观察，以测知病情、了解病人身体状况的诊断方法。人们常说"一叶而知秋"，望诊是医者用眼睛对病人的全身或局部的一切可见征象进行有目的的观察，司外揣内，见微知著，从而了解疾病状态。望诊包括望神、望色、望形体、望姿态、望头面五官、望舌、望皮肤、望排出物等，下面我们来简要了解一下。

广义的神是指人体生命活动的外在表现，狭义的神是指神志、意识、思维活动。望神是指通过观察人体生命活动的整体表现来判断病情，包括观察精神、表情、意识、思维、面色、眼神、语言、呼吸、动作、体态等。

望色是指通过观察病人面部皮肤的色泽变化以了解病情。根据前面学的五行学说和藏象理论，五色配五脏，皮肤的色泽是脏腑气血荣衰的表现，所以通过望色能了解脏腑的功能状态和气血的盛衰情况。望色以望面部气色为主，兼望肤色、眼睛、指（趾）甲等。

望形体是通过观察患者体型的胖瘦及体质类型等情况以了解病情。

望姿态是通过观察病人的动静状态、肢体动作和体位以了解病情诊察疾病。

望头面五官是通过观察病人的头面及五官的外形、动态、色泽等以了解病情诊察疾病。

望舌又称舌诊，是望诊的重要组成部分，也是中医诊断疾病的重要依据之一。舌通过经络与脏腑间有着直接或间接的联系，舌面上可以脏腑来划分区域：舌尖属心与肺；舌边属肝与胆；舌中属脾与胃；舌根属肾。因此，脏腑的病变可从舌象上反映出来。望舌主要观察的是舌质与舌苔的变化。

望皮肤是通过观察皮肤的色泽、形态以及皮肤特有的一些症状以了解病情诊察疾病。

望排出物是通过望排出物的色、质、量等以了解病情诊察疾病。排出物是排泄物、分泌物及排出的病理产物的总称，包括痰涎、呕吐物、大便、小便等。

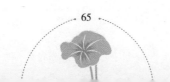

闻 诊

闻诊是一种通过听声音和嗅气味来诊断疾病的方法。声音和气味都是在脏腑生理活动和病理变化中产生的，所以可以通过观察声音与气味的异常变化来诊察病情。

听声音是通过听辨病人言语气息的高低、强弱、清浊、缓急，以及咳嗽、呕吐等脏腑病理变化所产生的异常声响来判断疾病寒热、虚实性质的诊病方法。听声音主要是听病人的声音、语言、呼吸、咳嗽、呕吐、呃逆、嗳气、喷嚏、哈欠、肠鸣等。

嗅气味是指通过嗅辨口气、汗、痰、二便、经、带等与疾病有关的东西的气味以了解病情诊察疾病。

问 诊

问诊是指医者通过询问患者或陪诊者，了解疾病的发生、发展、治疗的经过、现状和其他与疾病有关的情况，以了解病情诊察疾病的方法。问诊的目的在于充分收集其他三诊无法取得的与辨证关系密切的资料。如疾病发生的时间、地点、原因或诱因，以及治疗的经过，自觉症状，既往健康情况等。掌握了这些情况有助于医者对疾病的病因、病位、病性做出正确的判断。

明朝医学家张景岳将问诊要点总结成了《十问歌》，后清朝医学家陈修园对《十问歌》进行了补充修改，修改后的《十问歌》都问了什么，我们一起来看看：

> 一问寒热二问汗，三问头身四问便，
>
> 五问饮食六问胸，七聋八渴俱当辨，
>
> 九问旧病十问因，再兼服药参机变，
>
> 妇人尤必问经期，迟速闭崩皆可见，
>
> 再添短语告儿科，天花麻疹全占验。

《十问歌》提纲挈领地把问诊的内容列举了出来，让大夫在问诊时，有一个清晰的思路。所问的问题都与判断疾病的诱因、分析疾病的属性和做出疾病的诊疗方案有着密切的关系。

切 诊

切诊分为脉诊和按诊。脉诊是一种医生用手切按患者的脉搏、体察脉象变化以了解病情辨别病证的诊察方法。按诊是一种医生用手触摸或按压病人的某些部位，以了解局部的

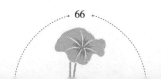

冷热、润燥、软硬、压痛、肿块或其他异常情况，从而推断疾病的部位、性质和病情轻重的诊病方法。下面我们重点来讲一下脉诊。

脉诊常用的方法是寸口诊法。寸口为手太阴肺经的原穴所在，是脉之大会，脏腑的生理和病理变化在这里均能有所反映。寸口脉分为寸、关、尺三部，通常以腕后高骨处（桡骨茎突）为标记，其内侧为关，关前一指（腕侧）为寸，关后一指（肘侧）为尺。寸口脉寸、关、尺三部常用的脏腑配属法为：左手寸部候心，关部候肝，尺部候肾；右手寸部候肺，关部候脾胃，尺部候肾。

举、按、寻是根据指力来分的三种切脉方式，轻指力按在皮肤上（浮取）为举，重指力按在筋骨间（沉取）为按，不轻不重的中度指力（中取）为寻。

在正常生理条件下健康的人的脉象为正常脉象，这样的脉象被称为平脉、常脉。平脉的脉势和缓，往来从容，节律均匀，柔和有力，一息四五至。平脉有三个特点：有胃、有神、有根。脉有胃气是指脉象从容和缓，节律一致；脉有神气是指脉象柔和有力，形体指下分明；脉有根基是指尺部沉取，脉应指有力。

病理脉象是对正常脉象而言的，凡脉象异于平脉者均属病理脉象，简称病脉。在中医临床诊治中比较常见的病脉有浮、沉、迟、数、虚、实、洪、细、滑、涩、弦、结等。每一种脉都有不同的表现，代表着身体出现的不同病证。下面我们简要介绍几种脉象：

浮脉的表现为如水漂木，意思是说切脉时手指的感觉就像是在按压一块漂浮在水面上的木头，这说明浮脉搏动的部位浅显。浮脉一般预示着病在体表，多为感染风寒或风热等。

沉脉的表现与浮脉恰恰相反，如石入水，切脉时需要用力按才能感觉到脉搏明显的跳动。沉脉预示着所患疾病属于里证，如气滞、血瘀、食积等。

滑脉的脉象特点是如盘走珠，意思是切脉时脉搏往来流利，如同圆珠在盘子上滚动。滑脉多见于痰湿、食积等病证。另外，滑脉还是怀孕时的脉象，所以古代医家往往根据是否出现了滑脉来判断女子是否怀孕。

古代医家说脉诊是"心中了了，指下难明"，意思是说脉理精微，理论容易掌握，但手指下的感觉难以辨别。这也说明了脉诊学习和实践操作的难度，只有多实践，多摸索，才能达到炉火纯青的地步。

郎官日含鸡舌香

《代赠》

〔唐〕李商隐

楼上黄昏欲望休，玉梯横绝月中钩。

芭蕉不展丁香结，同向春风各自愁。

这首诗是以一个女子的口吻来写的，把与情人离别的愁思比喻成尚未展开的芭蕉心和含苞未展的丁香结。这样的比喻把离愁的感情表达得淋漓尽致。诗句中的丁香是原产于我国的著名的传统观赏花木。丁香花未开时，其圆锥状的花序如同心形，花蕾未展恰似人的愁心，因而被称为"丁香结"。古代文人墨客常用丁香结来形容忧愁思虑和离愁别恨。

中药丁香是桃金娘科植物丁香的干燥花蕾，因其形状像钉子且有着强烈的香味而得此名，因形又似鸡的舌头，故又名"鸡舌香"。中药丁香是原产于印度尼西亚的一种热带植物，是我国古代传统进口药材之一，也是一种名贵的香料。西汉时期，印尼使臣来华觐见皇帝，口含丁香，吐气芬芳，国人感到很新奇。沈括《梦溪笔谈》中也有言："郎官日含鸡舌香，欲其奏事对答，其气芬芳。此正谓丁香治口气，至今方书为然。"后来，口含鸡舌香成为在朝为官的一种代称。

关于鸡舌香还有一段趣闻，东汉桓帝时，有一位大臣名叫刁存。一天，刁存上朝面奏时，桓帝赐给他一个状如钉子的东西，命他含到嘴里。刁存不知是何物，但皇帝之命不可违，只得将其放入口中。刁存以为那是皇帝赐的"毒药"，下朝后便急忙回家与家人诀别。一家人悲悲戚戚，不胜悲凉。此时，友人到访，听闻此事，觉得有些奇怪，便让刁存把"毒药"吐出来看看。刁存吐出来后，这个像钉子一样的东西散发出一股浓郁的香气。友人认出这不是什么毒药，而是一枚上等的鸡舌香。原来，刁存年迈，患有口臭，桓帝听他面奏，难以忍受其口中的异味，又不便明说，于是赐给了他一枚鸡舌香。

一身是宝的桃树

桃是人们非常喜爱的一种水果，它不仅味道鲜美，还具有非常高的营养价值，富含蛋白质、脂肪、糖、钙、磷、铁和维生素B等成分。《诗经·魏风》中就有"园有桃，其实之肴"

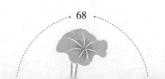

的佳句。桃核中的果仁——桃仁是一味常用的中药材,具有活血祛瘀、润肠通便、止咳平喘的功效。桃树树干受损时分泌的一种天然树胶——桃胶具有活血美容、利尿降脂的功效。

桃花也是一味具有通畅气血、美容养颜功效的中药,清朝徐大椿所著的《神农本草经百种录》说:"桃得三月春和之气以生,而花色最鲜明似血,故凡血郁血结之疾,不能调和畅达者,此能入于其中而和之、散之。"《本草纲目》中还记录了一个桃花治疗癫狂病的故事:唐朝有一位妇人因丈夫亡故,思虑悲伤过度得了癫狂症。一天晚上,她破窗而出,攀登上树。时值桃花盛开,一夜之间,她竟将一树桃花吃光。第二天早上家人发现后,连忙把她接下树来,发现她的癫狂症竟霍然而愈。这其实是桃花消积散瘀、疏通气血的功效所致。

在我国传统民俗观念中,桃木是可以避邪的。南朝《荆楚岁时记》云:"桃者,五行之精,压伏邪气,制百鬼也。"古人认为桃木吸收了五行的精气,所以能够制服百鬼。

桃树一身是宝,这也许就是王母娘娘要用蟠桃祝寿,刘备、张飞、关羽三人要选择在桃园结义的原因。

❀ 识药学技

菊 花

在中国传统观念中,菊花具有志存高洁、傲然不屈的高尚品格。它除了是一种寓意高雅的观赏花外,有些品种还具有十分珍贵的药用价值,如杭菊、滁菊等。菊花具有疏散风热、清热解毒、清肝明目的功效,可用于风热感冒、头痛眩晕、目赤肿痛、眼目昏花等病证。民间谚语"常饮菊花茶,老来眼不花"就是对菊花清肝明目作用的形象概括。高血压患者出现头目胀痛的时候,可以饮用菊花茶来辅助治疗。

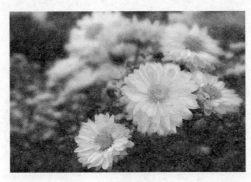
菊花原植物

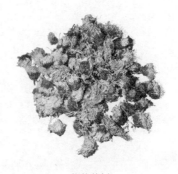
菊花药材

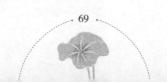

丹　参

　　大家可能对人参了解得多一些，对丹参了解得就要少一点。作为参的一种，丹参和人参有着完全不同的功效。丹参味苦，性微寒，归心、肝经，具有活血祛瘀、通经止痛、凉血消痈、清心安神等功效，主治胸痹心痛、脘腹胁痛、症瘕积聚、热痹疼痛、心烦不眠、月经不调、痛经经闭、疮疡肿痛等病证。丹参作为一味养血活血的中药，为历代医家所推崇，有"一味丹参，功同四物"之说。这里的"四物"是指由当归、地黄、川芎、白芍四味药组成的中药方剂"四物汤"，具有养血活血作用。一味丹参的功效相当于四味药的功效，可见丹参之妙用。

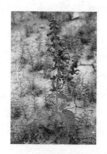

丹参原植物

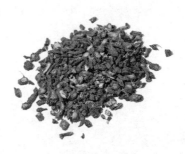

丹参饮片

身体上的"感冒药"——少商穴

　　感冒是常见病，很多人感冒时会出现咽喉肿痛的症状，吃药往往不能迅速缓解。其实在我们身体上有一个穴位对咽喉肿痛有很好的治疗作用，这就是少商穴。少商穴属于手太阴肺经，位于拇指末端外侧，在指甲角的旁边。风热感冒导致的咽喉肿痛可以通过在这个穴位上点刺放血来辅助治疗。当放出来的血的颜色由紫黑色变成鲜红色时，就会感觉到咽喉肿痛得到了极大的缓解，需要注意的是放血需要由专业人士来操作完成。

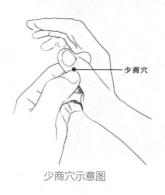

少商穴

少商穴示意图

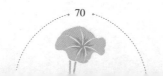

◎中医书架◎

公曰："固知天赋性命，如彼暄寒，短不足悲，修不足欢。哂①彼医兮，徒精厥术，如何为之可观？"医乃勃然变色，攘袂②而起："子无让我，我谓于子，我之技也，如石投水，如弦激矢。视生则生，视死则死。膏肓之疾不救，衰亡之国不理。巨川将溃，非捧土之能塞。大厦将崩，非一木之能止。斯言足以谕大，子今察乎孰是！"

简介：

本文节选自唐朝柳宗元的《愈膏肓疾赋》一文。文章假借晋景公与医生秦缓辩论病入膏肓能否医治的问题，讲到了衰败的国家能否振兴的问题，还提出了治理国家"宁关天命，在我人力"的朴素唯物主义观点。

注释：

①哂：讥笑。②攘袂：攘，攘除，捋起。袂，指衣袖。

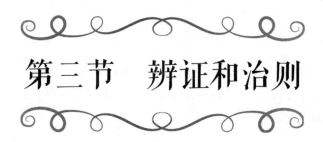

第三节　辨证和治则

○ 导　言 ○

　　《黄帝内经》中提出了"不治已病，治未病；不治已乱，治未乱"的观点，治病和治理国家一样，不能等到出了问题再去应对，应该有未雨绸缪、防患于未然的意识。治理国家、领兵作战要讲究指导纲领和方法策略，调理身体、诊病疗疾同样也需要纲纪治则。接下来我们就来看一下中医辨病需要依据什么纲领，又都有哪些治则治法。

○ 中医学堂 ○

辨　证

　　中国有句古话叫"知己知彼，百战不殆"，我们只有了解自己的对手，才能最终赢得胜利。面对种类繁多、表现各异的疾病和症状，执简驭繁，提纲挈领，以不变应万变，就是中医的"辨证"。辨证是认识分析疾病的"孙子兵法"，是把千变万化的病证从不同角

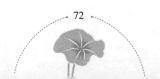

度进行归类。中医临床医治中常用的辨证方法有八纲辨证、脏腑辨证、气血津液辨证、三焦辨证、卫气营血辨证及六经辨证。

八纲辨证

八纲辨证的八纲是指阴、阳、表、里、寒、热、虚、实。所谓八纲辨证是指将四诊收集的资料加以分析，结合病变的类别、部位、性质以及邪正盛衰等方面的情况，将病证归入表证、里证、寒证、热证、虚证、实证、阴证、阳证八类基本证候。

八纲辨证之表里证。表、里是辨别病变部位、病情轻重和病势趋向的两个纲领。人体的皮毛、肌腠、经络在外，属表；五脏六腑在内，属里。外邪犯表，多在疾病的初起之时，一般比较轻浅，属表证；脏腑受病，多为病邪入里，一般比较深重，属里证。此外，半表半里证是指病邪既不在表也不在里，而是介于半表半里之间，表现在症状上就是发热和恶寒交替出现。

八纲辨证之寒热证。寒、热是辨别疾病性质的两个纲领，是阴阳偏盛或偏衰的具体表现。寒证热证有时会同时出现，表现为寒热错杂。在疾病危重阶段，有时还会出现假象，如真热假寒、真寒假热。真热假寒证，又称阳盛格阴，是由于患者内热过盛，深伏于里，阳气被郁不能外达四肢而出现的格阴于外的假寒现象。如四肢厥冷、脉沉等，似属寒证，但患者口渴喜冷饮、咽干口臭、大便燥结等症状又说明实属内热炽盛。

八纲辨证之虚实证。虚、实是用以概括和辨别正气强弱和邪气盛衰的两个纲领。虚证是人体的正气不足、脏腑功能衰退时所表现的证候，临床上可分为气虚、血虚、阴虚、阳虚。人体的病证具有相对性，而虚实纲领的一个重要的意义就是体现病证的相对性。比如同样是怕寒喜暖的寒证就可以分为两种情况：一种是人体之阴正常，而阳衰少，阴气是相对增多，这种寒证就属于虚寒证；另一种是人体之阳正常，感染了外来的寒邪，寒为阴邪，那这里的阴就是绝对增多，这种寒证就属于实寒证。

八纲辨证之阴阳证。由于阴、阳分别代表事物相互对立的两个方面，故疾病的性质、临床的证候，一般都可归属于阴或阳的范畴。因此，阴阳辨证是基本的辨证大法。《黄帝内经·素问·阴阳应象大论篇》说："善诊者，察色按脉，先别阴阳。"足见古人对阴阳辨证的重视。凡有兴奋、躁动、亢进、明亮等表现的表证、热证、实证，或为阳邪致病、病情变化较快等，均可归属为阳证；凡抑制、沉静、衰退、晦暗等表现的里证、寒证、虚证，或为阴邪致病、病情变化较慢等，均可归属为阴证。

脏腑辨证

脏腑辨证是根据脏腑的生理功能、病理表现，结合八纲、病因、气血等理论，结合四诊收集的病情资料，对疾病的证候进行分析和归纳，以推究病机，判断病位、病性以及正邪盛衰状况的一种辨证方法，是中医临床辨证方法中的一个重要组成部分。脏腑辨证法包括心与小肠病辨证、肺与大肠病辨证、脾与胃病辨证、肝与胆病辨证、肾与膀胱病辨证、脏腑兼病辨证。

心与小肠病辨证。心的病证有虚有实，虚证多为气、血、阴、阳之不足，实证多为火、热、痰、瘀等邪气入侵所致。小肠病有小肠实热、小肠虚寒等。

肺与大肠病辨证。肺的病证有虚有实，虚证多见气虚和阴虚，实证多由风、寒、燥、热等邪气入侵或痰湿阻肺所致。大肠病变常见于饮食不节或热病后津液耗亏所致。常见的大肠病有大肠实热、大肠液亏和大肠热结等证。

脾与胃病辨证。脾胃病证，有寒热、虚实之不同。脾病多虚证，以脾阳虚衰、运化失调、水湿痰饮内生及气虚下陷为常见。胃病多实证，常见受纳、腐熟功能障碍，胃气上逆为病变引起的病证。

肝与胆病辨证。肝的病证有虚有实，虚证多见肝阴、肝血不足，实证多见气郁火盛、寒滞肝脉、肝胆湿热。肝阳上亢、肝风内动则为或虚或实，或虚实夹杂之证。胆病则多为胆郁痰扰证。

肾与膀胱病辨证。肾为先天之本，藏真阴而寓元阳，宜固藏而不宜泄，故肾病多虚证。如肾精亏虚证、肾气不固证、肾不纳气证、肾阳虚证和肾阴虚证。膀胱病则多为膀胱湿热证。

脏腑兼病辨证。人体各脏腑之间，生理上密切相关，发生病变时常会相互影响。两个以上的脏腑相继或同时发病即为脏腑兼病。如心脾两虚证、心肾不交证、肺肾阴虚证、肝脾不调证、肝肾阴虚证、脾肾阳虚证等。

气血津液辨证

气血津液辨证可分为气血辨证和津液辨证。气血辨证的目的是分析、判断疾病中有无气血亏损或运行障碍的证候存在；津液辨证的目的是分析、判断疾病中有无津液亏虚或水液停聚的证候存在。

气病辨证。气病证候在临床上常见的有气虚证、气陷证、气不固证、气脱证、气滞证、气逆证、气闭证七类。其中，气虚证、气陷证、气不固证、气脱证多属于虚证；气滞证、气逆证、气闭证多属于实证。

血病辨证。血病证候在临床上常见的有血虚证、血脱证、血瘀证、血热证、血寒证五类证候。其中，血虚证、血脱证属虚证；血瘀证、血热证、血寒证属实证。

津液病辨证。津液病在临床上常见的有津液的输布、排泄障碍，如痰饮证、津液亏虚证等。

六经辨证、三焦辨证、卫气营血辨证

六经辨证、三焦辨证、卫气营血辨证三种方法都是外感热病常用的辨证方法。六经辨证是指将外感疾病演变过程中的各种证候群，根据其病变部位、寒热趋向、邪正盛衰等特点，归入太阳、阳明、少阳、太阴、厥阴、少阴六经。三焦辨证是指根据温病发生、发展的一般规律及症状变化的特点，以上焦、中焦、下焦为纲，对温病过程中的各种临床表现进行综合分析和概括，以区分病程阶段，识别病情传变，明确病变部位，归纳证候类型，分析病机特点。卫气营血辨证是外感热病常用的一种辨证方法，它代表病证浅深的四个不同的层次或阶段，是用以说明某些温热病发展过程中的病情轻重、病变部位、各阶段病理变化和疾病的变化规律的一种辨证方法。

治则治法

治则，是治疗疾病时必须遵循的基本原则。它是在整体观念和辨证论治精神的指导下，针对疾病的共性病机如邪正盛衰、阴阳失调、气血及津液代谢失常等确立的治疗疾病的准绳。治法，是在治则的指导下制订的针对疾病与证候的具体治疗方法，如发汗解表、平肝熄风、行气健脾等。治法可以决定选择何种治疗措施。治疗措施是在治法的指导下对病证进行治疗的具体方式与途径，包括药治、针灸、按摩、导引、熏洗等。

中医治病的原则总体上包括扶正祛邪、标本先后、调和气血、调整阴阳、调整脏腑、三因制宜等，下面我们就介绍其中的几个治疗原则。

扶正祛邪，即扶正和祛邪。扶正是指通过增强正气的方法来祛邪外出，从而使患者恢复健康，即"正盛邪自祛"；祛邪是指通过消除致病因素以达到保护正气让患者恢复健康的目的，即"邪去正自安"。扶正和祛邪两者相辅相成，在实际运用时，要根据病情的轻重缓急、正邪力量的强弱来具体分析，常有扶正、祛邪、先攻后补、先补后攻、攻补兼施等具体使用原则。

标本先后，即急则治其标，缓则治其本。一般来说，正气是本，邪气是标；从病因与症状来说，病因是本，症状是标；从疾病先后来说，旧病、原发病是本，新病、继发病是标。病证急重时的标本取舍原则是标病急重，则当先治其标。标急的情况多为疾病过程中出现的急重或危重证候，或卒病且病情非常严重。如大出血，由于大出血会危及生命，故不论何种原因的出血，都应紧急止血以治标，待血止住病情缓和后再治其本。在病情缓和、暂无急重病状的情况下，必须着眼于疾病本质的治疗。如肺肾阴虚之咳嗽，肺肾阴虚是本，咳嗽是标。此时标病不至于危及生命，故治疗时不宜采用单纯止咳的办法来治标，而应滋养肺肾以治本，本病得愈，咳嗽也就自然好了。

三因制宜，即因时、因地和因人制宜。因时制宜即根据时令气候节律的特点来制订适宜的治疗原则，如夏季炎热，机体处于阳盛之时，腠理疏松开泄，易于汗出，因此，即使感染风寒，辛温发散之品也不宜过用，以免伤津耗气或助热生变；因地制宜是根据不同的地域环境特点来制订适宜的治疗原则，如西北严寒干燥地区，感邪以风寒居多，因此，治疗时以麻黄、桂枝一类辛温解表的药居多；因人制宜是指根据病人的年龄、性别、体质等特点来制订适宜的治疗原则，如老年人属体虚人群，治疗时用药量应比青壮年少，且要考虑适当补益。

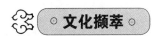 ◎ **文化撷萃** ◎

薏苡馋忧马伏波

《和昌言官舍十题·薏苡》

〔宋〕司马光

佳实产南州，流传却出瘴。

如何马伏波，坐取丘山谤。

夫君道义白，复为神明相。

厉气与流言，安能逞无状。

司马光的这首诗中蕴含了一个"薏苡明珠"的典故，这个典故来源于《后汉书·马援

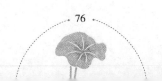

列传》。薏苡是我国最早开发利用的禾本科植物之一，它的干燥成熟种仁薏苡仁是我国传统的药食两用的保健食品，具有利水消肿、健脾祛湿、镇痛消炎、清热排脓、增强免疫力等功效。

东汉时期交趾合浦一带（今广东、广西及越南北部一带）出现叛乱，光武帝刘秀任命马援为伏波将军（伏波将军是古代的一种封号，伏波的意思是降伏波涛）南征。南方气候湿热，在马援大军刚到交趾合浦一带时，部分将士因水土不服出现了手足无力、疼痛、下肢水肿等湿气类症状，在服用了当地出产的薏苡仁后，症状很快得到好转。后马援大军顺利剿灭了叛军，使岭南地区百姓的生活恢复安宁。战后，马援兴修水利灌溉设施，造福当地百姓。南方薏苡的果实大，马援想把它们引入中原地区栽培种植，所以在班师回朝时载了满满一车。交趾合浦一带盛产珍珠，朝中权贵们认为马援是装了满满一车珍珠、犀角等名贵物品，于是他们纷纷议论，四处说马援的坏话。马援当众将薏苡仁倒入桂林漓江之中，谣言不攻自破。后人为纪念清廉奉公的马援将军，将漓江边上的一座山起名为伏波山，将山腹的一个山洞起名为还珠洞。之后，人们就用"薏苡明珠"这个成语来比喻颠倒黑白、诬蔑诽谤等行为。

历史上有很多诗人在诗句中用到"薏苡明珠"这个典故，如白居易的"侏儒饱笑东方朔，薏苡谗忧马伏波"，苏轼的"伏波饭薏苡，御瘴传神良。能除五溪毒，不救谗言伤"，陈子昂的"桂枝芳欲晚，薏苡谤谁明"和杜甫的"稻粱求未足，薏苡谤何频"，等等。

◎ 掌故趣谈 ◎

望眉断病

医圣张仲景在一次朋友聚会上遇到了东汉文学家、建安七子之一的王粲。王粲当时只有二十几岁，张仲景从王粲的眉毛上看出了一些问题，他对王粲说："你身体有病已经很长时间了，须服五石汤才能治好，如若不医治，到你四十岁时，眉毛会脱落，半年后将会有生命危险。"王粲感觉身体并没有什么不舒服的地方，认为张仲景是在故弄玄虚，但出于礼貌，他还是将张仲景为自己开的五石汤药方装在了口袋里，并表示回去后一定按方服药。三年后，张仲景又见到了王粲，他问王粲："我给你开的五石汤，你怎么没有服用？"王粲谎称自己服用了。张仲景摇了摇头说："从你的气色看，你并没有服过。"

王粲在四十岁的时候，突然得了一种怪病，先是卧床不起，后来眉毛全部脱落，访遍名医无果。半年后，王粲病逝。临终前，他对身边的人说："张仲景真乃神医也，真后悔当年没有听他的劝告。如果当年按他给的药方服药，肯定不是现在这样的结局。"

◎识药学技◎

薏苡仁

薏苡仁又称薏米、薏仁，在我国有着非常悠久的种植历史，有着禾本科植物之王的美誉。薏苡仁具有利水渗湿、健脾止泻、消肿散结、排脓除痹的功效。生活中薏苡仁在祛湿方面的应用十分广泛，很多感觉自己湿气重的人都会煮一碗薏苡仁粥来吃。在实际应用中不同的炮制方法做出来的薏苡仁的功效也有所区别，如生薏苡仁归脾、胃、肺经，具有健脾渗湿、清热利水的功效，药性偏凉。而炒薏苡仁的药性就偏中性了，它的健脾和利湿作用都较生薏苡仁要好。

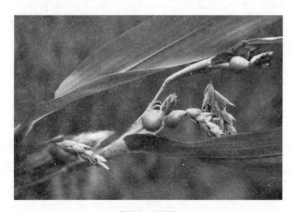
薏苡仁原植物

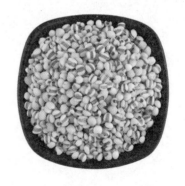
薏苡仁药材

绿 豆

绿豆也称青小豆，是一味具有清热解毒、除烦消暑、利水消肿功效的中药，可以用于暑热烦渴、疮毒痈肿等病证。自古绿豆就被称作清热解暑的良药，在夏季，很多家庭都会煮绿豆汤来解暑。

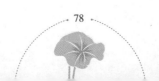

　　生活中绿豆的食用方法很多，如制作成绿豆糕、绿豆凉皮、绿豆凉粉等。因为绿豆性味寒凉，食用过多会损伤脾胃或者导致腹泻，所以虚寒体质的人要谨慎食用。

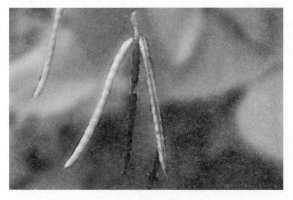

绿豆原植物

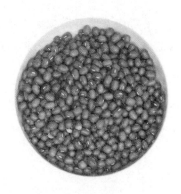

绿豆药材

身体上的"健脑药"——四神聪穴

　　四神聪穴是位于人体头顶的4个穴位，分别在头顶正中百会穴的前后左右各旁开1寸处，具有提神醒脑、聪耳明目的作用。在四神聪上针灸，就像给大脑接上了四根天线，能加快信息的处理速度，使思路更清晰，还能提高记忆力。同学们在感觉到困乏时，可以按揉一下四神聪给自己提提神醒醒脑，按揉时一定要注意控制好力度。

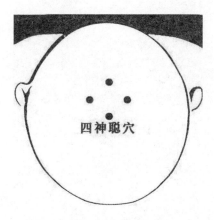

四神聪穴位示意图

◦ **中医书架** ◦

　　人之所至惜者，命也；道之所必全者，形也；性形所不可犯者，疾病也。若扰全道以损性命，安得去贫贱存所欲哉？吾闻食人之禄者怀人之忧，形强犹不堪，况吾之弱疾乎！且贫者士之常，贱者道之实，处常得实，没齿不忧，孰与富贵扰神耗精者乎？

　　简介：

　　本文节选自《晋书·皇甫谧传》一文。皇甫谧，西晋医学家、史学家，其著作《针灸甲乙经》是中国第一部针灸学专著，皇甫谧也被后人誉为"针灸鼻祖"。

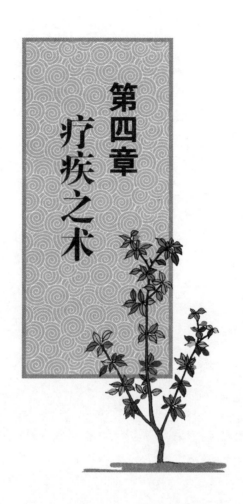

第四章
疗疾之术

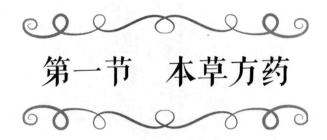

第一节　本草方药

◦导　言◦

大家都读过《西游记》吧，在第二十八回里作者用来描写孙悟空与猎户的斗争场景的《西江月》是这么写的：

石打乌头粉碎，沙飞海马俱伤。

人参官桂岭前忙，血染朱砂地上。

附子难归故里，槟榔怎得还乡？

尸骸轻粉卧山场，红娘子家中盼望。

乌头、海马、人参、官桂、朱砂、附子、槟榔、轻粉、红娘子九个中药名的使用，让斗争场面的混乱、激烈跃然纸上，让读者有亲临观战之感。

这些生动而有趣的中药名字的背后可能是一棵树、一朵花、一株小草……现在就让我们走进中药的天地，领略本草的魅力吧。

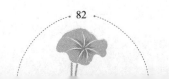

◎ **中医学堂** ◎

　　中药是指用中国传统医药理论指导采集、炮制、组方、制剂，阐释作用机理，指导临床应用的药物。中药的药物来源有植物、动物和矿物，其中植物药占绝大多数，使用也最普遍，因此历代都把中药叫作"中草药"或者"本草"。

　　我们的祖国地域辽阔，物产丰富，天然药材资源种类繁多。对这些药材资源的开发与利用，是我国人民通过几千年的努力积累和传承下来的识药用药的宝贵经验和智慧结晶。几千年来，中药一直被当作防治疾病的重要武器，对保障我国人民的健康和民族繁衍，起到了不可磨灭的作用。下面就让我们来学习一下中药的相关知识吧。

中药的命名

　　中药的来源广泛，品种繁多，名称也比较复杂。《西江月》中的中药名可能让我们觉得有些眼花缭乱、云里雾里，其实，中药的命名是有原则和规律可循的，中药的名称往往反映了它的某种特征。了解了中药命名的原则和规律对于学习中药的相关知识有一定的帮助。下面让我们来看一下中药命名的原则和规律都有哪些。

　　根据入药的部位来命名是中药命名最常用的办法，如葛根、芦根等因以根入药而得名；枇杷叶、桑叶等因以叶入药而得名；金银花、菊花等因以花入药而得名。中药的入药部位不同，药性和功效也不同。以桑树为例，桑叶的功效为疏散风热、润肺止咳；桑枝的功效为祛风活络、通利关节；桑葚的功效为补血滋阴、生津润燥；而桑白皮的功效为泻肺平喘、利水消肿。又如植物麻黄的嫩茎枝为中药麻黄，具有发汗的功效；它的根部为中药麻黄根，具有止汗的功效。中药麻黄和麻黄根虽出自一物，但功效却完全相反。

　　根据药物的功效来命名，如活血调经的益母草，清肝明目的决明子，治疗创伤骨折的续断、骨碎补，乌须黑发的何首乌，等等。

　　根据药物的产地来命名，如四川产的川芎、川贝，浙江的杭白芍、杭菊花，河南怀庆府（今新乡地区）产的"四大怀药"（怀生地、怀牛膝、怀山药、怀菊花），等等。

　　药用植物都有一定的采收季节，按时采收，即可入药，因此中药的命名规则中有一条就是根据采药的季节来命名。仲夏成熟的半夏，夏至成熟的夏枯草，冬季采挖的款冬花等都是以其采收的时节来命名的。

　　根据药物的形态、颜色、气味、口感味道来命名也比较常见：乌头、狗脊、牛膝、猫眼草等是根据药物的形态来命名的，白芷、紫草、丹参、青黛、大黄等是根据药物的颜色

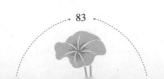

来命名的，木香、臭梧桐、鱼腥草、败酱草等是因它们所具有的特异气味而得名的，五味子、酸枣仁、苦杏仁等则是根据它们的口感味道来命名的。

此外，中药中还有以人名来命名的，如徐长卿、刘寄奴等，听着是不是很有趣呢。中药命名一般选用一种命名原则，少数的选用两种或两种以上的原则，如红花。

一花一世界，一草一江湖，每一种本草，都是一个值得探索的天地，感兴趣的同学可以深入了解一下。

中药的炮制

炮制又称炮炙，是指在中医理论的指导下，按中医用药的要求将各类中药材加工成中药饮片的传统方法和技术。未经炮制的原生药材叫作生药。生药大多不能直接入药使用，只有经过炮制，才能成为我们通常使用的中药饮片。

我国最早的中药炮制学专著是南北朝刘宋时期雷敩的《雷公炮炙论》，雷敩在这本书中对中药炮制技术做了大总结，这本书也算得上是世界上第一部制药专著。明朝缪希雍在《炮炙大法》中将中药饮片的炮制方法归纳成炮、炙、煨、炒、煅、炼、制、晒、曝、露等十七种方法，名曰"雷公炮炙十七法"。

炮制中药的目的主要包括：消除或减少药物的毒性、烈性和副作用，如生半夏、生南星有毒，用生姜、明矾进行炮制可以降低毒性；改变药物的性能，如生地黄性寒，具有清热凉血的作用，蒸制后变为熟地黄，熟地黄性微温，可以滋阴补血；便于制剂和贮藏，如将植物类药物切碎便于有效成分的析出，将药物进行烘焙使药物干燥便于贮藏；便于服用，如植物药在采集后必须清除泥沙杂质和非药用的部分，部分动物类药物需要漂洗祛除腥臭等气味。我们在药店抓来的炮附子、盐小茴香、蜜枇杷叶、麸炒山药等可以直接煎熬的药都是经过炮制的。

中药的性能

我们每个人都有自己的禀赋、性格和特长，中草药也是如此。中药的性能主要包括四气五味、升降浮沉、补泻、归经、毒性等方面。这些性能理论是我国历代医家在中医的阴阳、脏腑、经络等理论的指导下，在长期的医疗实践中根据药物的功效总结出来的。下面主要介绍其中几个中药的性能。

四气五味的四气是指药物具有的寒、热、温、凉四种药性。四气是根据药物作用于人体后人体所产生的反应和所获得的疗效总结出来的。在临床应用中，医生常根据疾病的寒

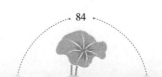

热阴阳属性，依据"疗寒以热药、疗热以寒药"和"热者寒之、寒者热之"的治疗原则来选择用药。

四气五味的五味本义是指药物和食物的味道，即酸、苦、甘、辛、咸。中药的五味是指中药入口时的味道，"入口则知味，入腹则知性"。经过长期的用药实践，古人将药食的味道与功效联系起来，总结归纳成了中医的五味理论：辛，"能散能行"，即味辛的药具有发散、行气、行血的作用；甘，"能补能和能缓"，即具有补益、和中、调和药性和缓急止痛的作用；酸，"能收能涩"，即味酸的药具有收敛、固涩的作用；苦，"能泄能燥能坚"，即味苦的药具有清泄火热、泄降气逆、通泄大便、燥湿、坚阴（泻火存阴）等作用；咸，"能下能软"，即味咸的药具有泻下通便、软坚散结的作用。

一般来说，药物的"味道"往往单味者少，多数兼有好几种味道，所以医生要想很好地掌握药物的药性以指导临床用药，除了要掌握药物四气五味的一般规律外，还要掌握每一种药物的特殊功效。

升降浮沉是指药物作用于人体后的不同趋向，用于说明药物的作用趋向性能。升是上升、升提，降是下降、降逆，浮是升浮、上行发散，沉是下沉、下行泄利。判定药物的升降浮沉除了要以针对脏腑气机升降紊乱和病势顺逆的治疗功效为依据外，还要参考药物的四气五味、药材的质地、药用的部位等因素。

一般而言，味属辛、甘，气属温、热的药物大多属升浮药，如麻黄、紫苏、人参、白术等；味属苦、酸、咸，性属凉、寒的药物大多属沉降药，如栀子、石膏、大黄等。

归经是指药物对某些脏腑或经络的病变会有明显的治疗效果，而对别的脏腑或经络的病变无明显治疗效果。如桑白皮、芦根等药归肺经，有泻肺平喘的功效，对肺热咳喘等肺部病变引起的疾病治疗效果明显。又如石膏、黄连等药归胃经，具有清泻胃火的作用，对胃火引起来的牙龈肿痛具有非常好的疗效。再如同样是治疗头疼，医生常用吴茱萸来治疗巅顶部足厥阴肝经所过之处的疼痛，而用白芷来治疗前额部足阳明胃经所过之处的疼痛，这是因为吴茱萸和白芷的归经不同，吴茱萸归肝经，白芷归胃经。药物的归经不同，在机体内的作用部位就不同。因此，掌握药物的归经，对临床辨证用药、提高用药的准确性十分关键。

"毒性"也是中药的性能之一，这里的"毒性"更多地被理解为中药的偏性，也被认为是广义的"毒性"。每味中药的性味、归经、升降浮沉其实都是其偏性的体现。中药之所以能用来治疗疾病，就是因为中药的偏性可以纠正患者身体的偏性，使患者的身体恢复阴阳平衡。在西汉以前，"毒药"是一切药物的总称，《周礼·天官冢宰》中有"聚毒药以共医事"的说法，《黄帝内经》中也提出了中药的广义"毒性"理论，认为中药能够治病，正是因为它具有"毒性"，能够以"毒"攻毒。明朝张景岳在《类经》中云："药以治病，因毒为能，所谓毒者，以气味之有偏也。"这也说明了药物的偏性就是药物的"毒性"，药物治疗疾病就是靠以偏纠偏、以毒攻毒。

以治疗热证为例，选用具有寒凉偏性的药物来对抗火热邪气会有较好的疗效，但如果误用了具有温热偏性的药物，就会雪上加霜，使病情加重，这时"温热偏性的药物"就变成了有"毒副作用"的药物。再以人参为例，身体虚弱、元气大伤的人服用人参可以补气复元，人参对他来说是补药；如果一个身体健康的人服用了人参，则可能会出现流鼻血、燥热等症状，这时人参就对人体产生了"毒副作用"，算是"毒药"了。

中药的应用

因为中药具有"毒性"，所以在中药的实际应用中，知道中药的配伍、用量、服用方法、服用禁忌等方面的知识也就显得十分必要。下面我们一起来学习一下。

中药的配伍是指有目地按病情需要和药性特点，有选择地将两味以上的药物配合使用以提高治疗效果。中药的配伍原则主要包括：相须，即将性能功效类似的药物配合使用，如将石膏与知母配合使用以增强清热泻火的功效，将三棱与莪术配合使用以增强活血化瘀的功效。相使，即将在性能功效方面有某些共性，或性能功效虽不相同但治疗目的一致的药物配合使用，其中一种药为辅药，目的是为提高另一种药的主治效果，如将补气健脾利水的黄芪与淡渗利湿的茯苓配合使用，茯苓能提高黄芪补气利水的主治效果。相畏，也称相杀，即一种药可减轻或消除另一种药的副作用，如生半夏和生南星有毒，它们与生姜配合使用时，毒性能被生姜减轻或消除。相恶，即一种药能使另一种药的功效降低甚至丧失，如同时使用人参和莱菔子，莱菔子能削弱人参的补气作用。相反，即两种药物合用能产生或增强药物的毒性反应或出现副作用，如"十八反""十九畏"中的若干药物。

中药的用药禁忌较多，如配伍禁忌、妊娠禁忌、服食禁忌、病情禁忌、制剂禁忌等。这里我们主要介绍一下配伍禁忌，即中药配伍的"十八反""十九畏"。

"十八反"是指十八种中药配伍的禁忌，金朝医学家张从正在《儒门事亲》中将这十八种中药配伍禁忌总结成了"十八反歌诀"：

> 本草名言十八反，半蒌贝蔹芨攻乌。
>
> 藻戟遂芫俱战草，诸参辛芍叛藜芦。

"十八反歌诀"里提到的中药配伍禁忌包括：乌头不能跟贝母、栝蒌、半夏、白蔹、白芨同用；甘草不能与大戟、芫花、甘遂、海藻同用；藜芦不能跟人参、沙参、丹参、玄参、细辛、芍药同用。

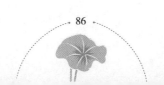

"十九畏"是指十九种中药配伍的禁忌，明朝医学家刘纯在《医学小经》中将这十九种中药配伍的禁忌总结成了"十九畏歌诀"：

> 硫黄元是火之精，朴硝一见便相争。
>
> 水银莫与砒相见，野狼毒最怕密陀僧。
>
> 巴豆性烈最为上，偏与牵牛不顺情。
>
> 丁香莫与郁金见，牙硝难合京三棱。
>
> 川乌草乌不顺犀，人参又忌五灵脂。
>
> 官桂善能调冷气，若逢石脂便相欺。
>
> 大凡修合看顺逆，炮熰灸煿要精微。

"十九畏歌诀"中提到的中药配伍禁忌包括：硫黄畏朴硝，水银畏砒霜，野狼毒畏密陀僧，巴豆畏牵牛，丁香畏郁金，牙硝畏京三棱，川乌、草乌畏犀角，人参畏五灵脂，官桂畏石脂。

对于"十八反""十九畏"，历代医药学家虽然遵信者居多，但亦有持不同意见者，有人认为"十八反""十九畏"并非绝对禁忌，运用得当有时可治愈沉疴痼疾。

方剂就是中医治病的药方，是将中药按配伍的原则加以组合，并明确所选的每味药的剂量。方剂是药物配伍应用的较高形式，由四部分构成：君药，是指药方中对主证或主病起主要治疗作用的药物。它体现了药方的主攻方向，其药力居方中之首，是药方中不可或缺的药物，一般用量较大。臣药，指辅助君药以加强治疗主病或主证的药物，或者是针对重要的兼病或兼证起主要治疗作用的药物。佐药，可以是配合君药、臣药以加强治疗作用的药物，也可以是直接治疗次要兼证的药物，还可以是用以消除或减弱君药、臣药的毒性，制约君药、臣药的峻烈之性的药物。使药，是指在药方中起调节作用的药物，可分为两类，一类是引经药，即引诸药直达病所的药物，如牛膝、桔梗等，还有一类是调和药，即调和诸药，使诸药合力祛邪，如甘草。

以治疗脾胃气虚兼有痰湿气滞的中药方剂"六君子汤"为例，药方中人参能大补脾胃之气为君药；白术辅佐人参健脾益气，半夏可以祛除痰湿而健脾，所以二者共为臣药；茯苓、陈皮健脾利湿为佐药；甘草调和诸药为使药。全方组织有序，分工明确，共奏"益气健脾，燥湿化痰"之功效。

医生看病如同在进行一场战斗，辨证就是了解、判断敌方的情况，而选方用药就是调兵遣将。方剂的组成既有较强的原则性，又有极大的灵活性，所以医生在开方时都会根据病人的病证和身体状况，来选择用什么药用多大量。

巧用药名做文章

"你说我负了心，无凭枳实。激得我蹬穿了地骨皮，愿对威灵仙发下盟誓。细辛将奴想，厚朴你自知，莫把我情书也当破故纸。想人参最是离别恨，只为甘草口甜甜的哄到如今，黄连心苦苦地为伊担心，白芷儿写不尽离别意，嘱咐使君子切莫作负恩人。你果是半夏当归也，我愿对着天南星彻夜地等。"

上面这段词摘自明朝文学家、戏曲家冯梦龙创作的《桂枝儿》一曲。曲词利用枳实、地骨皮、威灵仙、天南星等十四味中药的药名十分巧妙地刻画了一个日夜思念丈夫、被丈夫误解的妻子的形象。

中医药在历史的长河中，和中华传统文化水乳交融，历朝历代都有很多以中药名为元素创作的诗词、戏曲、对联、字谜等文学作品。宋朝诗人陈亚曾说："药名用于诗，无所不可，而斡运曲折，使各中理，在人之智思耳。"意思是说无论什么药名，都可以入诗，但要将其巧妙地融入其中，且合情合理不牵强生硬，那就需要智慧和才思了。所以，依据药名来创作文学作品需要作者同时具备深厚的文学和中医药学的相关知识。清朝有一部小说叫《桑寄生传》，书中作者用一百二十余味中药的药名将主人公"桑寄生"的身世生平一气写成，且故事情节曲折生动、构思巧妙，内容描写细致入微，称得上是药名文学中的珍品。

依据药名来创作的文学作品，不但使中医药的相关知识在民间得以普及传播，也丰富了中医药文化的内涵，在中医药发展传承的历程中，发挥了独特的作用。

从中药中发现的甲骨文

甲骨文是商朝晚期王室在龟甲或兽骨上契刻的用于占卜记事的文字，是晚清著名的金石学家王懿荣先生偶然间发现的。

王懿荣在担任清廷国子监祭酒时，得了疟疾，在家人抓回来的中药里，他看到一味叫龙骨的中药上面刻画着一些奇怪的符号。龙骨是古代哺乳动物如象类、犀牛类、三趾马等动物的骨骼化石，药用具有镇心安神、固涩收敛等作用，是常用的矿物类中药。对古代金石文字素有研究的王懿荣觉得这不是一般的刻痕，很像某种古代文字。于是他派

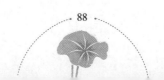

人把药店里刻有符号的龙骨全部买了回来，并加以细心研究，最后得出这是古代殷商时期的遗物、上面刻的符号是中国最早的文字的结论。后来，人们将这种刻在龟甲、兽骨上的文字称为"甲骨文"。

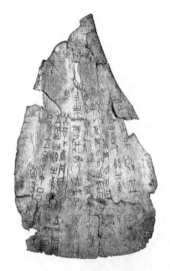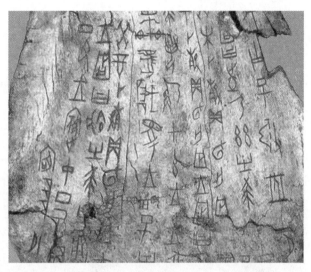

甲骨文

◎ 识药学技 ◎

焦三仙

在中医的药方里会经常看到一味叫作焦三仙的药。其实，焦三仙不是指某一味药，它是焦麦芽、焦山楂、焦神曲三味药的合称。俗话说"三个臭皮匠赛过一个诸葛亮"，在中药的应用中这三味药常同时使用应的正是这个理。焦麦芽、焦山楂、焦神曲都有健脾胃、

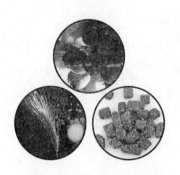

山楂、神曲、麦芽

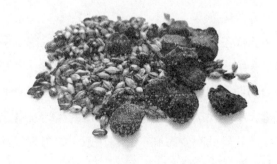

焦三仙饮片

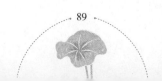

助消化的作用，但同时它们又有着各自的专长：焦麦芽消化淀粉类食物的功效较强；焦山楂善于消化肉类或油腻的食物；焦神曲的强项是消化谷麦酒食之积。三药合用跟独用一味药相比，消食化滞的功效增强得异常明显。

金银花

金银花的学名为忍冬，刚开花的时候，花朵是白色的，后来慢慢转为黄色。因在同一株忍冬上可能会有白、黄两种不同颜色的花朵同时存在，所以忍冬又俗称金银花。金银花在夏季开花，秋末，虽然老叶枯落了，但在其叶腋间会簇生出新叶。新叶是紫红色的，凌冬不凋。金银花味甘，性寒，归肺、胃经，自古被誉为清热解毒的良药，可以治疗热毒血痢、痈肿疔疮、咽喉肿痛及其他多种感染性疾病。

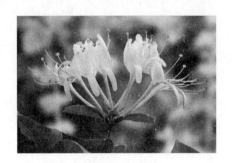 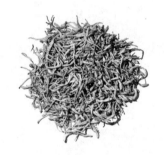

金银花原植物　　　　　　　　　　金银花饮片

中药代茶饮

中药代茶饮，是将中草药与茶叶放在一起或单独将中草药（一味或少数几味）进行冲泡或煎煮饮用。中药代茶饮的起源很早，唐朝孙思邈的《备急千金要方》中载药茶方十首，明朝李时珍的《本草纲目》中也记载了"痰喘咳嗽茶"，清朝赵学敏的《串雅内编》中也记有"代茶汤"。

中药代茶饮调配方便，针对性强，既保留了中医汤剂辨证论治、疗效显著的特色，又克服了传统汤剂煎煮烦琐、携带不便等缺点。中药代茶饮可用于防治疾病、病后调理或慢性病的辅助调理，还可当作美容抗衰、滋补强身的养生保健品长期服用。现代人都注重养生保健，中药代茶饮慢慢地成了我们的生活必备品，如想减肥通便就喝决明子荷叶茶，如有高血压眩晕就喝罗布麻茶、菊花茶，如想理气活血美容养颜就喝玫瑰花茶，想养阴润肺就喝枸杞桑葚茶，等等。

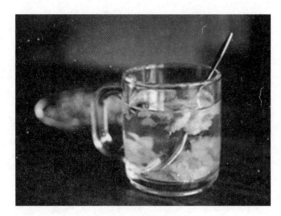

中药代茶饮

中医书架

夫任医如任将，皆安危之所关。察之之方，岂无其道？第欲以慎重与否观其仁，而怯懦者实似之；颖悟与否观其智，而狡诈者实似之；果敢与否观其勇，而猛浪①者实似之；浅深与否观其博，而强辩者实似之。执拗者若有定见；夸大者若有奇谋。熟读几篇，便见滔滔不竭；道闻数语，谓非凿凿有凭？不反者，临涯已晚；自是者，到老无能。执两端②者，冀自然之天功；废四诊者，犹瞑行之瞎马；得稳当之名者，有耽搁之误；昧经权之妙者，无格致③之明。

简介：

本文节选自明朝张景岳的《景岳全书·病家两要说》一文。该文从一个医者的角度论述了该如何去选择医生。

注释：

①猛浪：即孟浪，鲁莽。②执两端：左右不定，这里是指开药方施治时态度模棱两可。③格致："格物致知"的省略，是指探究事物的原理而获得知识。

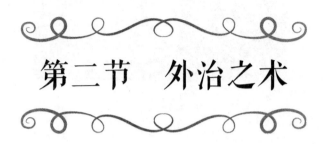

第二节　外治之术

○ 导　言 ○

中医疗病除了服用中药外还有很多外治的方法，在《史记·扁鹊仓公列传》中就记录了这样一则故事：扁鹊出行虢国时，巧遇虢国太子突然昏倒"暴亡"，扁鹊听闻其暴病经过后，推断其为"尸厥证"，便让弟子"砺针砥石"。通过针刺治疗，虢国太子起死回生。这其实就是中医外治之术的应用，今天就让我们一起来揭开中医外治之术的神秘面纱吧！

○ 中医学堂 ○

中医外治法

中医外治法泛指除口服药物外，施于体表或从体外进行治疗的方法，具有简、便、廉、验的特点。中医外治法包括针灸、推拿、熏洗、针刀、敷贴、膏药、脐疗、足疗、耳穴疗法、物理疗法等百余种方法，与内治法有殊途同归、异曲同工之妙。中医外治法对不

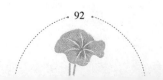

肯服药之人、不能服药之症尤其是危重病证，具有独特疗效，故自古有"良丁（高明的医生）不废外治"之说。

中医外治法根据治疗途径可分为整体治疗，皮肤、官窍黏膜治疗，经络、腧穴治疗，其他治疗四大类。整体治疗是指以整个人体为对象进行治疗，主要有导引、体育疗法、音乐疗法等；皮肤、官窍黏膜治疗是指药物通过皮肤、官窍黏膜进入局部或机体循环系统从而对疾病进行治疗的方法，如敷贴疗法、熏洗疗法等；经络、腧穴治疗是指药物、手法、器械等从外施行于经络、腧穴，对疾病进行治疗的方法，如推拿、艾灸、脐疗、足疗、耳穴疗法等；其他治疗包括不能归于上述三类的中医外治方法，如治疗骨折的小夹板外固定术、中医正骨等。

针 灸

针灸包括针法和灸法两种不同的治疗方法。针法是把针具（通常指金属毫针）按照一定的角度刺入患者体表，运用各种手法来对人体的特定部位（多为穴位）进行刺激，从而达到治疗疾病的目的；灸法是将灸炷点燃，然后在体表一定的穴位上进行灼烤、熏熨以达治疗目的的一种外治方法。由于二者都是通过刺激穴位、调整经络脏腑气血来达到治疗疾病的目的，且常配合使用，所以中医上常将针法和灸法合称为"针灸"。

针刺疗法与药物疗法一样，也是在阴阳、五行、脏腑、经络等中医基础理论的指导下，运用四诊合参进行辨证施治的。药物疗法需要选择对症的方药来治疗疾病，针刺疗法则是需要选择对症的穴位来治疗疾病。药物治疗有组方配伍的原则，针刺治疗也有选经取穴的章法。选经取穴是指根据疾病的情况、经脉的循行部位、穴位的主治范围三方面因素来决定施针的穴位。

在人体的众多穴位中，有四个穴位非常重要，它们连接的经络气血相较于其他穴位更为集中，属于气血交通的咽喉要道和枢纽，通过它们可以解决人体大部分的健康问题。

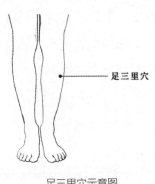

足三里穴

足三里穴示意图

这四个重要的穴位分别是足三里穴、委中穴、列缺穴和合谷穴，中医上合称"四总穴"。我国古代的针灸医师根据它们的功能总结了一个"四总穴歌"："肚腹三里留，腰背委中求，头项寻列缺，面口合谷收。"

足三里穴位于小腿前外侧，在膝盖骨下有两个凹陷，俗称内外膝眼，足三里穴就在外膝眼直下约一指（3寸），距胫骨前缘一横指处。"肚腹三里留"的意思是几乎所有的胃肠道疾病都可以通过针灸、按摩足三里穴得到改善。古代医家

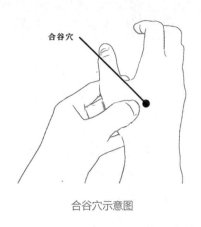

合谷穴示意图

皆认为足三里穴能"诸病皆治",堪称"穴中神器"。民间还有"三里灸不绝,一切灾病息""艾灸足三里,胜吃老母鸡"的说法,这说明刺激足三里穴还能起到强身保健的功效。

合谷穴俗称虎口穴,位于手背第一、第二掌骨之间,近第二掌骨的中点处,把食指和拇指并拢,位于肌肉最高点。"面口合谷收"的意思是说头面部的疾病大多可以通过合谷穴来进行治疗,如视疲劳、黑眼圈、鼻炎、感冒鼻塞、鼻出血、口腔溃疡、耳鸣、耳聋、牙痛等。刺激合谷穴还具有非常好的止痛效果,牙痛、头痛、目赤肿痛、咽喉肿痛、颈肩痛、腹痛、痛经等,都可通过合谷穴来进行治疗。

列缺穴位于前臂桡侧缘,桡骨茎突上方,腕横纹上1.5寸处,两手虎口交叉时,一手食指指尖下的筋骨凹陷处便是。"头项寻列缺"的意思是说头颈部的疾病都可以通过按摩、针灸列缺穴得到治疗,如头痛、偏头痛、落枕、颈椎病、面神经麻痹等。另外,对于要戒烟的人来说,列缺穴不可不知,想抽烟时掐掐列缺穴,能够大大降低抽烟的欲望,坚持下去烟就戒掉了。

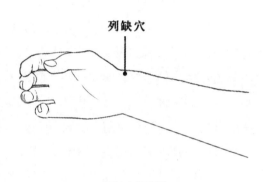

列缺穴示意图

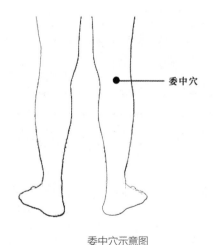

委中穴示意图

委中穴非常好找,它就在我们腘窝的正中。"腰背委中求"的意思是说腰背部的问题可以通过刺激委中穴来进行治疗,如腰背疼痛、坐骨神经痛、腰椎间盘突出等。委中穴还有两个"绝活":一是通鼻窍,治鼻塞。出现鼻塞时,朝鼻子通的那侧侧卧,然后按摩患侧的委中穴,能瞬息通鼻。二是当膝盖不能弯曲也不能伸展时,针灸委中穴后能迅速好转。

推拿术

推拿术通常是指医者运用手和手指的技巧，通过按摩人体的一定部位或穴位，达到预防和治疗疾病的目的的一种外治方法。推拿是一种"纯绿色、无公害"的自然疗法，也被尊为"元老医术"，具有"有病治病、无病防身"的效果。推拿看似简单，但正所谓"大道至简，大道至难"，推拿实际上需要讲究技巧手法，不能用蛮力，要做到"机触于外，巧生于内，手随心转，法从手出"，只有这样才能达到治疗的目的。

推拿手法大致可分为按压类、摆动类、摩擦类、捏拿类、捶振类和活动关节类。每一大类又包含很多种具体的手法，如按压类包括按法、揉法、点法、压法、掐法等；摆动类包括一指禅推法、滚动法等；摩擦类包括擦法、搓法等。

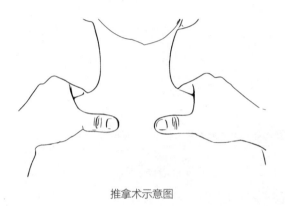

推拿术示意图

实施推拿术时，要根据患者疾病的性质、病变的部位来确定选择哪几种手法综合应用。无论何种推拿手法，其操作的技术要求都是"持久、有力、均匀、柔和"。这就要求推拿者要经常练习手法技巧，要锻炼指、腕、臂力，熟能生巧，才能应用自如。

脐疗术

所谓脐疗术，就是把药物直接敷贴于脐部或用艾灸、热敷、隔药灸等方法施治于脐部，从而激发经络之气，疏通气血，调理脏腑，以达预防和治疗疾病的目的的一种外治疗法。

说到脐疗，我们首先要好好认识一下我们的肚脐。肚脐是神阙穴的所在。"神"即我们的"精气神"，"阙"是楼阁门户。在中医理论中，神阙穴与人体十二经脉相连，与五脏六腑相通，是心肾交通的"门户"。我们都知道胎儿是通过脐带从母体中摄取营养的，因此中医认为肚脐与先天肾气禀赋关系密切，是人体生命的本源，联系着脏腑经脉、四肢百骸。肚脐历来被医家视作治病要穴，通过肚脐来进行治疗的疗法被称为"脐疗"：《黄帝内经》中记载了许多关于脐疗的论述；晋朝葛洪的《肘后备急方》率先总结和提倡脐疗，并开创了药物填脐疗法的先河；中医外治之宗、清朝吴师机在他所著的《理瀹骈文》中更是对脐疗做了系统的阐述。

知道了肚脐的重要性，大家以后尽量不要穿时尚的露脐装了，毕竟把我们"精气神"

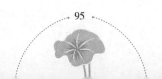

出入的门户暴露在外，对我们的健康是非常不利的。

拔罐术

拔罐术是指以各种罐为治疗工具，利用燃烧或其他方法排除罐筒内的空气以形成负压，使罐吸着固定于体表，让施术部位的血流聚集，通畅经络，促进微循环，从而达到治疗疾病的目的。

拔罐术所用的"罐"最早是用兽角制成的，故拔罐术又称"角法"。拔罐术早在马王堆汉墓出土的帛书《五十二病方》中就有记载。一开始是在外科治疗疮疡时用来吸血排脓的，后来慢慢扩大到了风湿病关节痛等内科病证的治疗中。

随着医疗实践的不断发展，罐的材料和拔罐的方法也不断得到改进和发展，拔罐治疗的范围也逐渐扩大，外科、内科等都有它的适应症。在日常治疗中，推拿经常和针刺、灸法等配合使用，因此拔罐术又是针灸治疗中的一种重要方法。

耳穴压豆法

中医整体观念认为人体是一个有机整体，五脏六腑与四肢百骸通过分布于周身的经络联为一体，外在的任何生理反应与病理反应均是内在脏腑的生理与病理体现，如舌头的不同区域对应五脏六腑的不同部位；足底的不同区域对应五脏六腑的不同部位。耳朵像是一个倒立的胎儿，与内在的脏腑和四肢躯干也有对应点。当机体出现病变时，耳廓上的相关穴区会出现反应，刺激这些反应点及穴位，可以起到治病的作用。这些反应点及穴位就是耳穴。

耳穴压豆法是将表面光滑近以圆球状或椭圆状的中药王不留行或小绿豆等，贴于0.6厘米×0.6厘米的小块胶布中央，然后对准耳穴贴紧并稍加压力，使耳朵局部产生酸、麻、胀、痛等刺激反应，从而达到防治疾病的目的。该疗法现在在临床各科都有应用，对近视眼、视疲劳、肥胖、神经衰弱、记忆力减退、抑郁焦虑等病症的治疗均有独特的效果。耳穴压豆法又被称为"替代医学疗法"。

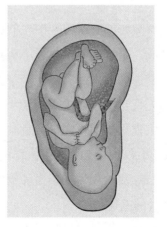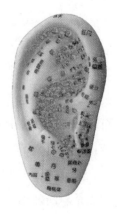

耳穴示意图

奇妙的中医音乐疗法

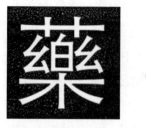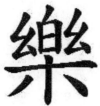

"乐"与"药"的繁体字分别为"樂"与"藥","药"的繁体字是在"乐"的繁体字上加个草字头，这说明"乐"和"药"存在着一定的联系。"余音绕梁，三日不绝。"好听的歌声优美悦耳，余味无穷。孔子在齐国听到了《韶》乐后，竟然"三月不知肉味"，足见美妙的音乐可以让人沉浸其中，忘却烦恼。

元朝名医朱震亨明确指出："乐者，亦为药也。"他主张把听音乐作为一种精神疗法。在《欧阳文忠公集》中记录了这么一则故事，欧阳修因忧心政事形体消瘦，屡进药物无效。后来，他每天听古乐《宫声》数次，心情逐渐从忧郁、沉闷转为快乐、开朗，身体也逐渐恢复。为此，欧阳修还深有感触地说："用药不如用乐矣。"明朝医家龚廷贤在《寿世保元》中也说："脾好音声，闻声即动而磨食。"可见，古人也认为听音乐对治疗疾病大有裨益。

中国传统医学早有"五音五行"之说。《黄帝内经》根据中医传统的阴阳五行理论与"宫、商、角、徵、羽"五音的对应关系提出了"五音疗疾法"："宫"调乐曲，悠扬沉静、淳厚庄重，有如"土"之特性，可入脾；"商"调乐曲，高亢悲壮、铿锵雄伟，有如"金"之特性，可入肺；"角"调乐曲，亲切爽朗，生机盎然，有如"木"之特性，可入肝；"徵"调乐曲，热烈欢快、活泼轻松，有如"火"之特性，可入心；"羽"调音乐，苍凉柔润，行云流水，有如"水"之特性，可入肾。

现代研究也表明，适宜的音乐可以和人体产生微妙的共振，然后通过中枢神经系统促进血液循环，增加胃肠蠕动和消化液的分泌，进而促进食欲和消化。

以上介绍的几种外治法中，以针灸最为常见。在实际应用中，医生常根据病情需要选择一种使用或多种联合使用。

❀ 文化撷萃 ❀

悠悠艾香护千年

艾灸疗法自古就备受推崇，古人认为"日为天之阳，艾为地之阳"。"太宗病，帝往视之，亲为灼艾。太宗觉痛，帝亦取艾自灸。"这是《宋史·太祖本纪》中记载的一

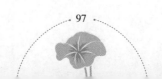

个故事。宋太祖赵匡胤的弟弟，也就是后来的宋太宗赵光义生病了，赵匡胤急忙前去探望，并亲自手持艾条替弟弟灸疗。赵光义因艾灸灼烤而感到疼痛，赵匡胤心有不忍，于是也给自己艾灸，分担弟弟的疼痛。比喻兄弟友爱的成语"灼艾分痛"就源自这个故事。

现代科学研究表明，艾草的光合作用效率非常高，在生长过程中能吸收非常多的太阳热能。在艾灸过程中，艾能释放大量的阳气，阳气被人体吸收，循经走络，直达病灶，能有效祛除寒湿邪气，治病延年。民间流传着"家有三年艾，郎中不用来"的古话，《孟子·离娄上》中也有"今之欲王者，犹七年之病求三年之艾也"的记载。中国用艾叶来进行灸法已经有数千年的历史。起初实施灸法的草药有很多，《五十二病方》中就有用芥子泥、蒲席、梓叶实施灸法的记载，艾草只是其中之一。后来艾草渐渐从众多草药中脱颖而出，并最终取代其他药物，成为艾灸的唯一原料。

民谚说"清明插柳，端午插艾"。端午期间，时近夏至，天气转热，空气潮湿，蚊虫滋生，传染病增多。艾草具有辟邪祛瘴、预防疾病的功效，还具有清除室内异味、祛除蚊虫的功效，所以，端午节有家家户户挂艾草的习俗。因端午节的祛毒避恶习俗实际上多与讲卫生、防疾病有关，所以端午节也被认为是中国古代的"卫生防疫节"。其实在日常或传染病流行期间，我们都可以通过燃烧艾条来进行空气消毒和传染病的预防。

◎掌故趣谈◎

专意行妙针

《后汉书·方术列传》中记载了东汉名医郭玉，在针治平民百姓时，往往能针到病除，而在医治贵人时，常常效果不佳的故事。皇帝问其缘由，郭玉答道："针刺治病要求扎针的位置必须要精准，差一丝一毫效果都会不好，医者的精神要完全凝聚在手中。上位者处高位，地位在我之上，我是怀着恐惧的心理来治疗的，哪里还能凝神聚力。这就是为什么我给达官贵人看病往往效果不佳的原因。"

《黄帝内经·灵枢》有云："专意一神，精气之分，毋闻人声，以收其精，必一其神，令志在针。"针灸师在治疗疾病时，除了要正确地选用经络、穴位外，还要有高超的扎针技术，要根据穴位所在部位的特点、疾病的性质、病人的体质来选择合适长短的针具，运用合适力度的手法，按照适合的方向和角度进针。在进针过程中要做到全神贯

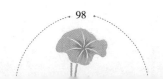

注，心无旁骛，进针后也要仔细观察反应。只要这些工作都做好了，针刺治疗就能取得较好的效果。

◎ 识药学技 ◎

艾 叶

艾叶，为菊科植物艾的叶子，在夏季花还没开时采摘，除去杂质，晒干而成。古人对艾可以说是非常偏爱，如尊称年长者为"艾"，形容年轻美貌的女性为"少艾"，《诗经》中称保养为"保艾"，《史记》中把太平无事也写作"艾安"等。

艾叶具有温补阳气、辟除寒湿、温经止血、调经安胎等功效，对寒湿腹痛、女性宫寒痛经、宫寒不孕、胎漏下血等病证具有较好的治疗效果。所以，民间常让虚寒体质的孕妇食用艾叶煮鸡蛋以暖宫止血安胎。

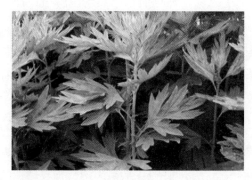
艾草原植物

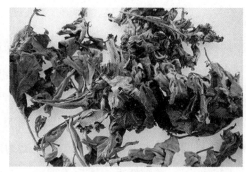
艾叶成药

王不留行

王不留行是石竹科植物麦蓝菜的干燥成熟种子。由于王不留行的种皮较硬较厚，有效成分难以煎出，所以，王不留行需要炒开花后入药。为什么这味中药叫王不留行呢？从字面上理解，"王不留行"就是力大无穷，君主都留不住，可见王不留行的行气走窜之力强大。王不留行除了具有走窜活血、疏通经络的功效外，还有消肿利尿、通经下乳的作用，可用于经闭、痛经、乳汁不下等病证。此外，我们前面讲的"耳穴压豆法"多数情况下也是用王不留行来刺激耳部穴位的，感兴趣的同学可以去体验了解一下。

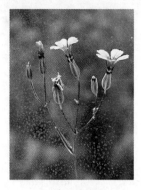

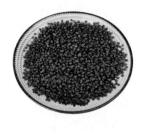

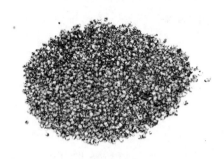

王不留行原植物　　　　　　　王不留行药材　　　　　　　王不留行饮片

足　浴

足浴的文献记载最早见于晋朝葛洪的《肘后备急方》，至今已有千余年的历史。临卧浴足是中国历代养生家的经验之一，北宋笔记小说《清异录》说"服饵导引之余有二事，乃养生大要，梳头、浴脚是也"，《征寿药言》中也说"临睡前宜用热水洗脚……神志安宁，入睡必易"。

中医医学典籍中有言："人之有脚，犹似树之有根，树枯根先竭，人老脚先衰。"现代研究也已证明，人的双脚上存在着与各脏腑器官相对应的反射区，人的足踝以下共有30多个穴位，占全身穴位的十分之一。

足浴疗法是根据中医辨证论治原理，用加入了一定药物的水煎液的热水泡脚以达预防和治疗疾病的目的的一种治疗方法。用温热的药液泡脚，水的温热作用和药液的蒸熏作用可以刺激足部的穴位，起到促进人体血液流通、疏通经脉、调理脏腑、平衡阴阳、强身健体的作用。如冬天用甘草、芫花煎汤浴足，可防冻疮；用花椒、艾叶煎汤浴足，可祛体寒等。

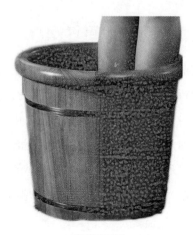

足浴示意图

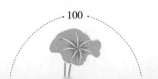

◎ 中医书架 ◎

夫何喜怒哀乐，心思嗜欲之泊①于中，寒暑风雨、温凉燥湿之侵于外，于是有疾在腠理者焉，有疾在血脉者焉，有疾在肠胃者焉。然而疾在肠胃，非药饵不能以济；在血脉，非针刺不能以及；在腠理，非熨焫不能以达。是针、灸、药者，医家之不可缺一者也。

简介：

本文节选自明朝杨济时的《针灸大成·诸家得失策》。在中国古代科举中，策指的是策问、对策，它是殿试的主要内容。《诸家得失策》主要论述了针灸的起源和诸医家、医论的得失。

注释：

① 泊：扰乱。

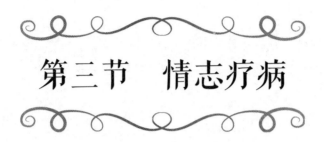

第三节　情志疗病

◦导　言◦

《儒林外史》中的范进科考屡试不中，过着辛酸苦楚的生活，还经常被岳父胡屠户挪揄欺压。二十多次落第的经历把范进弄得十分脆弱。范进得知自己在乡试中"高中"举人的消息后先是大笑一声，接着就咬紧牙关，不省人事，被老母亲用开水灌醒后就疯癫了，在被他平生最害怕的老丈人打了一个嘴巴后，这疯病又不药而愈了。

为何范进在得知中举的消息后变成了疯子？为何一耳光就又治好了他的疯病？这虽然是作者夸张的文学描写，但是里面却蕴含了中医的情志疗法。接下来让我们来看看中医还有哪些独特神奇的治疗术吧。

◦中医学堂◦

心病还需心药医

七情六欲，人皆有之。正常的精神活动和情绪表达，有益于身心健康，但异常的情志活动，可使情绪失控而致人体功能紊乱，百病丛生。喜、怒、思、悲、恐为中医的五志，

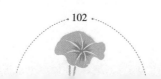

而五志又与五脏有着密切的联系。《黄帝内经》中有"怒伤肝，悲胜怒""喜伤心，恐胜喜""思伤脾，怒胜思""忧伤肺，喜胜忧""恐伤肾，思胜恐"的说法，后来，古代医家在这一理论的基础上发展形成了一类独特而有效的中医特色疗法——情志疗法。下面我们来具体学习一下这种疗法。

"悲胜怒"法

"悲胜怒"法是通过使患者产生悲哀情绪，以消除暴怒或久怒所致的病证的一种心理疗法。

《红楼梦》中贾宝玉大婚时发现与之婚配的不是林妹妹而是宝姑娘时，怒气顿生，旧病陡发，昏聩疯傻起来。宝钗多方规劝无效时，狠心出言："实告诉你说罢，那两日你不知人事的时候，林妹妹已经亡故了。"此言此语，对宝玉来说无异于五雷轰顶。宝玉听了不禁悲痛大哭，但悲痛欲绝之后，便"浑身冷汗，觉得心内清爽。仔细一想，真正无可奈何，不过长叹数声"。这正是"悲胜怒"法的例子。

大怒可致肝火上炎，郁怒可致气血滞留、郁积发热。大怒、郁怒都可使气血逆乱于上，出现头晕头胀、面红目赤等症状，严重者可因肝火扰乱心神。"悲"五行为金，"怒"五行属木，金克木，悲则气消，气血沉降。所以"悲胜怒"法，在于以阴治阳，使身体阴阳恢复平衡从而恢复健康。

"喜胜悲"法

"喜胜悲"法是通过使患者产生喜悦情绪以消除过度悲伤所导致的病证的一种心理疗法。

《儒门事亲》里有个病例，讲的是当时的息城司候听说父亲死于强盗之手后，因过度悲伤在大哭一场之后就觉得心下疼痛，且疼痛日渐严重并逐渐形成了如茶杯一样大的结块，用药治疗了许久都没什么效果，最后请来名医张从正为其诊治。张从正问清了起病的原因后，扮成巫师一手持桃木剑，一手拿朱砂符，口中念念有词："天灵灵，地灵灵，太上老君急急如律令……"患者看到大名医如此荒唐，忍不住开怀大笑，过了两天，心下的硬结渐渐散开，疾病治愈。

《续名医类案》中也记载了"假萝卜治病"的病例。州官谭植，一向谨小慎微性格内向，在一次家族宴会上，他不慎随口说了"有大如人的萝卜"的话，客人们都讥笑他吹

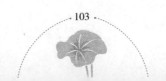

牛。过后，谭植悔恨自己说错了话，终日悲愁，不久便一卧不起。谭植的儿子分析了父亲的性格与病因，然后想方设法做了一个人一样高大的假萝卜，并且安排了同上次一样的家庭宴会。谭植的儿子用车子将这个大萝卜推至席前，客人们惊讶万分，谭植十分高兴，不久病就好了。

上面两个病例中的疾病都是因悲伤的情绪导致的，"悲"五行属金，而"喜"五行属火，火能克金，所以，喜悦的情绪能克制悲伤的情绪，从而达到治愈过度悲伤导致的疾病的目的。

"思胜恐"法

"思胜恐"法是采用能够激起患者思虑的情志手段，以治疗过度恐惧所导致的病证的一种心理疗法。

《儒门事亲》中记载了一个妇女在住宿客店时遇到强盗抢劫受到了惊吓，此后凡听到些许声响，便会惊恐倒地。病逾一年不见好转，家人请来名医张从正为其诊治。张让她坐在高椅上，令两名女仆分别按住她的两只手，然后张突然用木棍朝病人面前的桌案猛地一敲，病人大惊不已，张从正说："我只不过是敲案几，有什么可怕的？"待她心神稍定，张从正又连续敲打了几次，病妇看着敲击的木棍，思忖这声音不过如此，便不似之前恐慌，原来的病证也逐渐减轻。

《黄帝内经》中说："惊者平之。"平，即以之为平常的意思，对因惊恐而出现的病证，应该让病人思考其受惊或恐惧的原因，并以之为平常，如此则病可不药而愈。"恐"五行属水，"思"五行属土，土可以制水。因此，对患有惊恐病证的人，引导他思虑病因，可减轻或消除惊恐情绪的刺激。

"怒胜思"法

"怒胜思"法是通过激怒患者来治疗因思虑太过、伤脾耗神所致的病证的一种心理疗法。

清朝《医部全录》中记载了这样一个案例，金元时，有一女子的丈夫在婚后不久就外出经商，两年没有音信。女子对丈夫非常想念，茶饭不思以致卧病不起，危在旦夕。家人请来名医朱丹溪为其诊治。朱丹溪在了解病情后当着众人的面指责女子，说她这病是因不守妇道与他人有染所致。女子听后，怒不可遏，顿时全身发热，满头冒汗。没过多久，女

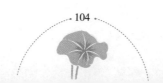

子便觉得肚子饿了，要求家人做饭给她吃，病也一下子减轻了好多。

《儒门事亲》中也记载了这样一个病例，有一个妇女，因思虑过度患上了失眠，两年多了，晚上不能入睡，痛苦不已，到处求医问药都没有治好。妇女的丈夫听闻张从正的医术高明，便请他到家中为妻子诊治。张从正了解了病人失眠的原因后，给患者的丈夫交代了治病的策略，然后就住在患者家里整天喝酒，不停地索要财物，却根本不给患者治病。对此，这个患者非常生气。一天，在张从正索要财物后，患者大发雷霆，气得出了一身大汗，结果当天晚上就顺利入睡了。

脾主思，过思则脾气结而不食，"思"五行属土，"怒"五行属木，木能克土，怒则气上冲开脾气郁结。因此，用激怒病人的办法来治疗因为思虑所引发的疾病具有较好的效果。

"恐胜喜"法

"恐胜喜"法是指通过使患者产生恐惧的方法来治疗过度兴奋所引发的病证的一种心理疗法。

高兴喜悦是好事情，但过度喜悦、兴奋可令人心气涣散、神思恍惚、健忘、嬉笑不休等。本节开篇介绍的范进中举后出现疯癫，就是因为过度喜悦导致的心气外散、神不守舍。

"喜"五行属火，"恐"五行属水，水可以克火，所以恐惧可以治疗"得意忘形"之过。使患者产生恐惧的情绪，是收敛外散的心神、镇摄浮越的阳气、恢复心神功能的一种方法。所以范进最害怕的老丈人——胡屠户的一个耳光，立刻治好了范进的"喜极而狂"。

移情治疗法

移情治疗法主要是运用语言、行为等手段将患者的注意力转移，使患者逆乱之气血得以调整，进而达到治愈病证的目的。下面是几位名医运用移情治疗法治愈病证的病例。

明朝医家愈用古曾治疗过一位女子，这位女子在打哈欠时将手上举后就无法放下，寻医吃药皆无效果。愈用古在诊治这位女子时，假装要解这位女子的裙带为她做针灸治疗，女子一惊，忙用手遮掩身体，急而生变，手便放下了。

清朝名医李建昂也善用移情治疗法治病。有个秀才，挑灯苦读多年，突然得了一种怪

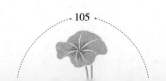

病，只喜独居暗室，不愿见人，更不能见日光，屡治无效。家人请来李建昂为其诊治，李询问病情后，没有急着开药方，而是让人到日光下大声诵读秀才之前写的一篇得意之作，并让人故意断错句和读错字。卧病在床的秀才听到自己的文章被人读得前言不搭后语，气愤至极，一时竟忘了对日光的恐惧，冲出去大喊："何人无礼，竟如此糟蹋我的文章？"并自己高声吟诵，读完觉得神清体舒，再无畏光避人之病了。

心理暗示疗法

心理暗示疗法是指在查明疾病产生的原因后，通过一定的手段，使人在无意识的状况下产生心理暗示作用，让人的生理、心理发生变化，最终达到治疗疾病的目的。心理暗示可以产生巨大的心理效应，激发心理潜力，从而对人的生理、心理产生巨大的影响。

《名医类案》中就记载了这样一个病例：有一个人到亲戚家做客，酒后大醉，被送到邻近花园的客房中休息。半夜口渴难耐，他起床到花园里直接用手捧起石槽里的水就喝。天亮时他发现石槽里有许多红色的小虫子，心中陡然一惊，身体顿觉不适。之后他对这事一直耿耿于怀，竟慢慢酿成了大病，吃了很多药看了很多医生都不见好。一天，家人找来名医吴球为他诊治。吴球在弄清病因后，偷偷将红线剪成小虫状，然后与两粒巴豆放在一起捣和成丸药，再让病人用水服下。巴豆导泻迅速，不一会儿，病人就解下大便，他见大便中有许多小"红虫"，心里顿时轻松，病也好了大半。

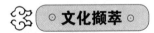
◎ 文化撷萃 ◎

遍插茱萸少一人

《九月九日忆山东兄弟》

〔唐〕王维

独在异乡为异客，每逢佳节倍思亲。

遥知兄弟登高处，遍插茱萸少一人。

唐朝著名诗人王维用这首诗抒发了自己身在异乡对家乡亲人的无限思念之情。诗中提到了重阳节古人佩戴茱萸登高望远的民间习俗。

茱萸是一味中药，历代以吴地为佳，所以又称吴茱萸，具有散寒止痛、降逆止呕、助阳止泻等功效。《西京杂记》中有"九月九日佩茱萸，食蓬饵，饮菊花酒，令人长寿"的

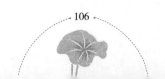

记载，晋朝周处的《风土记》中也有"九月九日，律中无射而数九，俗尚此曰，折茱萸房以插头，言辟除恶气而御初寒"的记载，足见九月九日重阳节佩茱萸的习俗由来已久。

在民间，茱萸有"辟邪翁"的雅号。南朝的神话志怪小说《续齐谐记》中也记载了这样一则故事：汝南人桓景随费长房学道法，一日，费长房对桓景说："九月九日那天，你家将有大灾，你让家人将茱萸放在一个红色的袋子里，将袋子系在手臂上，然后登高山饮菊酒，这样可以避祸。"桓景携家人照做了。傍晚，他们回家一看，家中的鸡犬牛羊都死了。

现在我们知道，重阳节期间，雨多潮湿，居处及衣物容易发生霉变，疫气也容易滋生，而茱萸正好有消毒、祛虫的作用，所以重阳佩茱萸的习俗能流传开来。

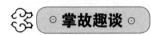

◎ 掌故趣谈 ◎

南橘北枳话中药

《晏子使楚》中记载了这样一个故事：齐国政治家、外交家晏子在出使楚国的时候，楚王故意派人绑了一个盗贼进来，说这个盗贼是齐国人，并不怀好意地对晏子说："你们齐人都擅长偷东西吗？"晏子冷静地说："我听说橘树生长在淮河以南的地方就是橘树，生长在淮河以北的地方就是枳树，橘树与枳树只是叶子相似，他们的果实味道却一点也不相同。这是为什么呢？因为淮河南北的水土不同。齐人在齐国不偷东西，到了楚国就偷东西，难道不是楚国的水土使百姓变得擅长偷东西了吗？"

故事中的枳和橘其实并不是同一种植物，它们分别是芸香科植物酸橙和橘，两者的叶、花、果都存在区别。枳和橘都可以入药，枳是果实入药，其中未成熟的幼果为枳实，成熟的果实为中药枳壳；橘是橘叶、橘核、橘络、橘皮都可入药。橘子成熟果实的果皮是我们熟悉的中药陈皮，未熟果实的果皮是中药青皮。橘络也就是橘子果肉表面的丝络，具有化痰理气、通络止痛的功效，所以我们在吃橘子的时候不用专门去剥除这些橘络啦。

橘虽味美，但也不可多食。橘子吃太多会患胡萝卜素血症，患者皮肤呈深黄色，如同黄疸一般，如不及时治疗，可能会导致肝肾功能受损。

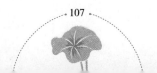

◎ 识药学技 ◎

栀　子

植物栀子的叶子呈亮绿色，四季常青；花朵大而洁白，芳香馥郁；果实呈红黄色或棕红色，是中药栀子。

中药栀子内服具有泻火除烦、清热利湿、凉血解毒的功效，可用于高热烦躁、眼睛红肿、牙龈肿痛、口苦口臭、目赤肿痛、火毒疮疡等病证。中药栀子也可外用，将栀子研粉后用水或蛋清调匀外敷即可，具有消肿止痛的功效。

此外，中药栀子还是一种传统的染料，可直接将织物染成黄色，微泛红光，也可加媒染剂染成不同深浅的黄色。

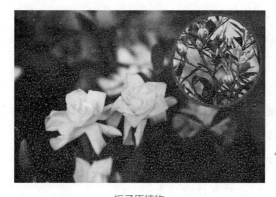
栀子原植物

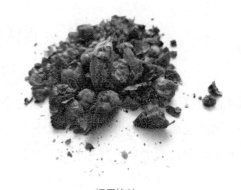
栀子饮片

牡　蛎

牡蛎又名生蚝、海蛎子，其肉鲜嫩肥美、营养丰富。但是大家知道吗，牡蛎硬硬的粗糙的外壳是一种中药。

中药牡蛎具有很好的固摄作用，可用于治疗多汗、遗精、遗尿等滑脱疾病。牡蛎还具有镇惊安神、平肝潜阳、软坚散结的作用，可以用来治疗肝阳肝火过盛导致的头晕目眩、心神不安导致的失眠，以及各种结节肿块等。同学们再吃牡蛎的时候不妨给家人朋友普及一下牡蛎壳的药用价值。

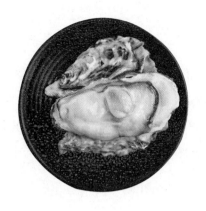

牡蛎

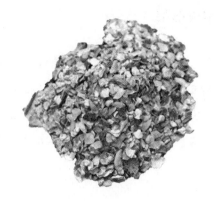

牡蛎壳饮片

身体上的"安神药"——劳宫穴

劳宫穴属于手厥阴心包经的荥穴，位于手掌心，握拳时中指指尖所在位置就是。刺激劳宫穴可以帮助强化心包经，减少外邪对心脏的损害，还可以泻心火，缓解焦急、浮躁的情绪，让心情平缓，思维清晰。

自古以来，劳宫穴就是医家治疗神志与心系疾病的特效穴位，通过劳宫穴可以治疗失眠、抑郁、心烦、神经衰弱等疾病。我们前面说了劳宫穴可以缓解情绪，所以当我们情绪紧张时，可以紧握拳头，让我们的中指指尖摁压劳宫穴，以缓解情绪。

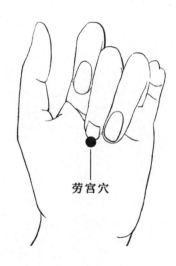

劳宫穴

劳宫穴示意图

◎ 中医书架 ◎

项关令之妻，病怒不欲食，常好叫呼怒骂，欲杀左右，恶言不辍①。众医皆处药，几半载尚尔。其夫命戴人视之。戴人曰："此难以药治。"乃使二娼，各涂丹粉，作伶人②状，其妇大笑；次日，又令作角抵③，又大笑；其旁常以两个能食之妇，夸其食美，其妇亦索其食，而为一尝。不数日，怒减食增，不药而瘥，后得一子。夫医贵有才，若无才，何足应变无穷？

简介：

本文是《儒门事亲》中的一个病例。《儒门事亲》的前三卷为张从正亲撰，其余各卷由张氏口述，经麻知几、常仲明记录整理而成。

注释：

①辍：停止。②伶人：指歌舞人员。③角抵：指我国古代的一项体育活动，类似现代的摔跤活动。

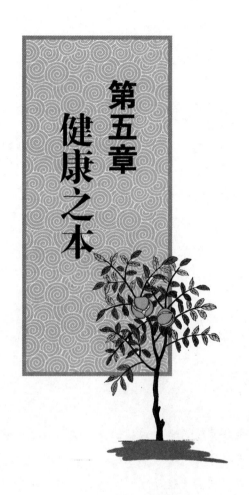

第五章 健康之本

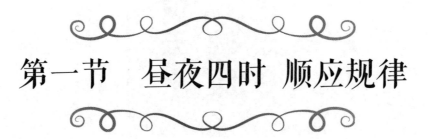

第一节　昼夜四时　顺应规律

◎ 导　言 ◎

　　生长壮老已是生命发展的自然规律，正如曹操在《龟虽寿》中所写的"神龟虽寿，犹有竟时"。生命虽有规律，但善于养生的人，却能延缓衰老的过程。中国历来崇敬高寿，《礼记·王制》中说："五十杖于家，六十杖于乡，七十杖于国，八十杖于朝，九十者，天子欲有问焉，则就其室，以珍从。"意思是说年过五十的人可以在家挂拐杖，受家人尊敬；年过六十的人可以在乡里挂拐杖，在乡里受尊敬；年过七十的人可以在国境内挂拐杖，受国人尊敬；年过八十的人可以在朝堂面见天子时挂拐杖，受同朝官员的尊敬；到了九十岁，哪怕是天子有事情要问询，也需要亲自上门去问，而且还要带上贵重的礼品。

　　《黄帝内经·素问·上古天真论篇》中提出了"法于阴阳，和于术数，食饮有节，起居有常，不妄作劳，故能形与神俱，而尽终其天年，度百岁乃去"的养生总则。本章就让我们来学习一下中医关于健康生活的理论和方法吧。

　　中医养生学是在中医理论的指导下，研究中国传统的颐养身心、增强体质、预防疾病、延年益寿的理论和方法的一门学科。世界上的万事万物中，人是最宝贵的。人生于天地之间，依靠自然而生存，也就必然要受自然规律的支配和制约。所以人需要遵循四时和昼夜晨昏的规律来调养生息，唯有这样才能保持健康的生命状态。这也正是中国古代哲学中的"天人相应""天人合一"思想在中医养生保健理论中的运用。那么，在中医养生学说中人都需要遵循哪些规律呢？

生命节律 男女有别

　　我们的身体跟自然界的万事万物一样，都有一个生、长、壮、老、已的发展规律和生命过程。通过前面知识的学习，我们知道人的生长发育是由肾主管的，只有肾气充沛，人的身体才能够正常发育。当肾气充盈到一定程度时，会产生一种叫作"天癸"的物质。天癸是先天肾精中具有激发人体发育和生殖能力的一种物质。如果不注意保养肾精，生命可能会步入早衰阶段。每隔七年，女子的生理上会发生一次很明显的变化；每隔八年，男子的生理上也会发生一次很明显的变化。所以，我们要根据不同年龄节律的变化，调整健康保健的方法，让身体按照自然规律更好地生长。

　　《黄帝内经·素问·上古天真论篇》中就对男女的生理发育规律进行了总结：女子七岁，肾气盛，齿更发长；二七而天癸至，任脉通，太冲脉盛，月事以时下，故有子；三七，肾气平均，故真牙生而长极；四七，筋骨坚，发长极，身体盛壮；五七，阳明脉衰，面始焦，发始堕；六七，三阳脉衰于上，面皆焦，发始白；七七，任脉虚，太冲脉衰少，天癸竭，地道不通，故形坏而无子也。丈夫八岁，肾气实，发长齿更；二八，肾气盛，天癸至，精气溢泻，阴阳和，故能有子；三八，肾气平均，筋骨劲强，故真牙生而长极；四八，筋骨隆盛，肌肉满壮；五八，肾气衰，发堕齿槁；六八，阳气衰竭于上，面焦，发鬓斑白；七八，肝气衰，筋不能动，天癸竭，精少，肾藏衰，形体皆极；八八，则齿发去。

　　根据这个生理发育规律，我们应该意识到，肾气是维系我们生命的根本。在日常生活中，我们必须要注意保护好肾气，要注意作息规律，不暴饮暴食，不过劳，要做适量运动，保持心态平衡。只有这样，才能为一生的健康打好基础。

顺应昼夜

一日分昼夜，昼为阳，夜为阴，日升则阳气盛，日落则阳气衰，故日出而作、日落而息是正常的作息规律。现代医学证实，人的生命活动都是遵循着一定的周期节律展开的，比如人的体温总是凌晨两点至早上六点低，下午两点至晚上八点高；血压也总是白天高夜间低。合理的生活作息规律有利于大脑皮层发挥调节作用，保证机体生理功能的正常运行，这一点与《黄帝内经》提出的"起居有常"的养生理论可谓是不谋而合。违反昼夜阴阳运行的规律，熬夜甚至通宵不睡，会过度损耗阳气，慢慢地身体就会衰败。所以，经常熬夜的人会出现皮肤粗糙、长黑斑、面色发黄等身体状况。

在病理方面，《黄帝内经·灵枢·顺气一日分为四时篇》指出："夫百病者，多以旦慧昼安，夕加夜甚。"意思是白天阳气比较旺盛，人体的生理功能也以兴奋为主；而夜间阴气比较旺盛，所以人体的生理功能相应地处于休息状态。很多疾病在清晨、上午比较轻微，从下午起逐渐加重，到了晚上尤其严重，这是因为昼夜阴阳有所变化，人体的阴阳之气也会跟着有所消长。

顺应四季

《黄帝内经》强调"四时养生"，《黄帝内经·素问·四气调神大论篇》特别强调"春夏养阳，秋冬养阴"。"春夏养阳"是指春天和夏天人体阳气的活动是最旺盛的，应该顺应阳气生发的态势，助其生长；"秋冬养阴"是指在秋天和冬天，自然界的万物都处于收藏状态，树叶凋零枯萎，河流冰封，性质属阴，自然界处在一派收敛肃杀的状态，这时应顺应阳气收敛入里的态势，助其收藏。下面我们来看一下《黄帝内经·素问·四气调神大论篇》中的四季调摄原则：

春三月，此为发陈。天地俱生，万物以荣，夜卧早起，广步于庭，被发缓形，以使志生，生而勿杀，予而勿夺，赏而勿罚，此春气之应，养生之道也。逆之则伤肝，夏为寒变，奉长者少。

夏三月，此谓蕃秀，天地气交，万物华实，夜卧早起，无厌于日，使志无怒，使华英成秀，使气得泄，若所爱在外，此夏气之应，养长之道也。逆之则伤心，秋为痎疟，奉收者少，冬至重病。

秋三月，此谓容平，天气以急，地气以明，早卧早起，与鸡俱兴，使志安宁，以缓秋刑，收敛神气，使秋气平；无外其志，使肺气清，此秋气之应，养收之道也。逆之则伤肺，冬为飧泄，奉藏者少。

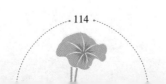

冬三月，此谓闭藏，水冰地坼，无扰乎阳，早卧晚起，必待日光，使志若伏若匿，若有私意，若已有得，去寒就温，无泄皮肤，使气亟夺，此冬气之应，养藏之道也。逆之则伤肾，春为痿厥，奉生者少。

《黄帝内经·素问·四气调神大论篇》论述了春温、夏热、秋凉、冬寒四时气候变化的特点及自然界相应的变化，从"天人合一"的角度强调了人顺应四时养生保健的重要性，提出了"春夏养阳，秋冬养阴"的养生原则，突出了预防为主的"治未病"思想。

◎ **文化撷萃** ◎

秋千蹴鞠趁清明

《寒食城东即事》

〔唐〕王维

清溪一道穿桃李，演漾绿蒲涵白芷。

溪上人家凡几家，落花半落东流水。

蹴鞠屡过飞鸟上，秋千竞出垂杨里。

少年分日作遨游，不用清明兼上巳。

农谚说："清明时节，种瓜种豆。"清明前后草木萌动，万物欣欣向荣。中医讲"天人相应"，所以清明也是人体阳气萌动生发之时，这时人们应该从衣食住行等各个方面注意舒展自己身体的阳气。春天虽风和日丽，但人常感到困倦疲乏，也就是大家说的"春困"，但这时其实更应该"游子寻春半出城"，在天地间舒展筋骨，这样能顺应人体阳气的生发。

王维在这首诗中描绘了"蹴鞠"和"秋千"两种清明时节的运动。自古荡秋千和蹴鞠就常与清明联系在一起，如杜甫的"十年蹴鞠将雏远，万里秋千习俗同"，陆游的"秋千蹴鞠趁清明"。放风筝也是放松舒展全身筋骨的一项活动，所以，清明期间常能看见大人、孩子在放风筝。《红楼梦》中"阶下儿童仰面时，清明妆点最堪宜"描述的就是清明时节人们放风筝的情景。著名的《清明上河图》中也有清明节人们射柳、拔河、蹴鞠、看戏、斗鸡、放风筝、荡秋千等场面的描绘。

中药名也避讳

在封建时期，为了维护统治阶级的尊严，在说话或者写文章时遇到君主或尊长的名字都不直接说出来或写出来。《公羊传·闵公元年》说："《春秋》为尊者讳，为亲者讳，为贤者讳。"这是古代避讳的一条总原则。历代帝王为了维护自己至高无上的皇权，突出自己地位的特殊性都有自己的忌讳。

说话时，将需要避讳的字进行"改读"或"换说"称为"读白"；书写时，将需要避讳的字进行"空字""缺笔"或"改字"叫作"写白"。学到这里大家现在知道写错字读错字的"白字先生"的由来了吧。

医药学家们在给药物取名时也是需要注意"避讳"的。如为避汉文帝刘恒之讳，治疗疟疾的中药"恒山"被改名为"常山"；又如山药原名为"薯蓣"，因避唐代宗李豫之讳（蓣与豫同音）被改名为"薯药"，后又因避宋英宗赵曙之讳被改名为"山药"。

虽然说改朝换代后基本不用再避前朝的讳了，但已经叫了多年的名字很难再改回去了。因各朝各代都有自己的忌讳，这就导致了同一味中药在不同时期的医学本草古籍中的名字不一样。

槐 米

槐米是槐树的花蕾，味苦，归肝经与大肠经，具有很好的凉血止血、清肝泻火的作用

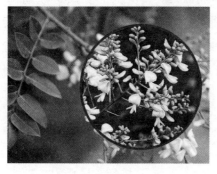
槐花原植物

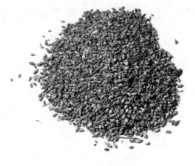
槐花饮片

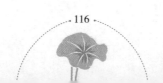

常被用于治疗便血、痔疮出血等病证。槐米可以生用、炒用或炒炭用。槐米炒炭后止血成分的含量比生槐米高出了4倍，大大提高了凉血止血的作用。

灵 芝

自古以来，灵芝就被视为仙草。三国时期的著名文学家曹植所著的《灵芝篇》中说："灵芝生王地，朱草被洛滨。荣华相晃耀，光采晔若神。"在电视剧《白蛇传》中，白素贞为救许仙不惜冒险盗"仙草"，这里所谓的"仙草"就是灵芝。相传灵芝具有起死回生、长生不老的功效，那到底是不是这样呢？医书记载，灵芝味甘，性平，归心、肺、脾经，具有滋补强身、安神定志、补气血、健脾胃、止咳平喘的功效。可见，灵芝虽没有传说中的起死回生、长生不老的神奇功效，却也是一味不可多得的名贵药材。

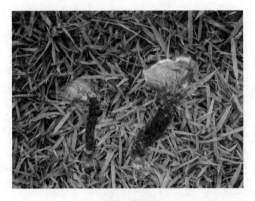

灵芝原植物

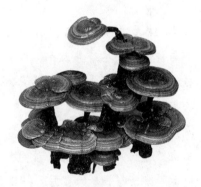

灵芝药材

身体上的"鼻塞药"——迎香穴

迎香穴是属于手阳明大肠经的穴位，是大肠经和胃经的交汇穴。迎香穴位于面部，在鼻翼外缘中点旁的鼻唇沟中，两侧各有一穴。迎香穴主要用于治疗鼻塞、鼻出血、口歪及胆道蛔虫病等疾病。同学们出现鼻塞或上火流鼻血的时候可以用手指掐按迎香穴以缓解症状。

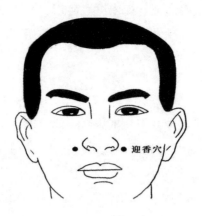

迎香穴示意图

◦ **中医书架** ◦

上古之人，其知道①者，法于阴阳，和于术数②，食饮有节，起居有常，不妄作劳，故能形与神俱，而尽终其天年，度百岁乃去。今时之人不然也，以酒为浆，以妄为常，醉以入房，以欲竭其精，以耗散其真，不知持满，不时御神，务快其心，逆于生乐，起居无节，故半百而衰也。

简介：

本文节选自《黄帝内经·素问·上古天真论篇》。《上古天真论篇》是黄帝和岐伯谈论如何达到健康与长寿的目的的一篇重要论文。

注释：

① 道：自然界万事万物的运动变化规律。②术数：自然界各种变化的内在规律。

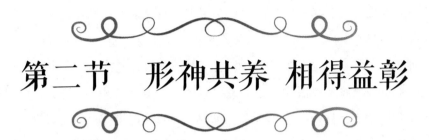

第二节　形神共养 相得益彰

◎ 导　言 ◎

　　《红楼梦》里林黛玉自幼体弱多病，后来来到大观园，寄人篱下，经常顾影自怜、暗自神伤，加之又为情所困，以致常年疾病萦身，英年早逝。所以，一个人的身体健康状况往往与他的心理状态关系非常密切。今天就让我们一起来学习一下中医是如何进行形神的调摄的。

◎ 中医学堂 ◎

　　中医强调"治未病"，在几千年的保健预防实践中也积累了很多"治未病"的行之有效的方法。这些方法从本质上看，不外乎都是由"养神"与"养形"两方面组成，也就是要做到"形神合一""形神共养"。"形"就是形体，指的是机体方面；"神"指的是心理精神方面。下面我们就从心理保健、饮食保健和劳逸有度三个方面来介绍一下中医"形神共养"的养生预防保健方法。

心理保健法

心理保健是我国古代养生保健的重要方法之一，受到历代养生家的重视和运用。现代医学研究发现，人的心理状态正常，机体适应环境的能力以及对疾病的预防能力就会很强，这类人在患病之后，抵御疾病的能力也会很强，身体能快速恢复健康。中国传统的心理保健法主要包括养德安神、宁心安神、驾驭情绪三个方面。

养德安神。孔子提出了"德润身""仁者寿"的理论，《中庸》中也有大德"必得其寿"的说法，明朝王文禄在《医先》中也说"养德、养生无二术"。可见，古代养生家把道德修养视作养生之根，认为养生和养德是密不可分的。现代科学实践证明，注重道德修养，有助于养成健康高尚的生活情趣，从而让人获得巨大的心理满足和精神满足。

养德首先要立志。所谓立志，就是要有远大的和正确的理想和信念。《黄帝内经·灵枢·本藏篇》曰："志意者，所以御精神，收魂魄，适寒温，和喜怒者也。"意思是说意志具有统帅精神、调和情志、抗邪防病等作用，意志坚强与否与人的健康密切相关。有了志向，人才会真正积极地去探索生命的价值，去寻找生活的真谛，去学习新知识，从而在潜移默化中促进身心的全面健康发展。

宁心安神。首先，宁心安神要做到恬淡宁静，凝神敛思。《黄帝内经·素问·上古天真论篇》曰："恬淡虚无，真气从之，精神内守。"恬淡宁静并非是无知无欲、无理想抱负、无精神寄托地饱食终日、无所用心和闲散空虚，而是要专心致志地从事各项工作、学习。科学研究证明，精神专注时，神经系统不受干扰，人体生理功能处于最佳状态，这有助于血压降低和心脑功能恢复，故中医有"神贵凝而恶乱，思贵敛而恶散"之说。很多业余爱好如书法、绘画、下棋、作诗、歌咏等，不但可以陶冶人的情操，还可以培养人的专注力。

其次，宁心安神还要做到保持心态平衡。《黄帝内经·素问·上古天真论篇》指导人们在具体的生活方式上来保持心理平衡，即"故美其食，任其服，乐其俗，高下不相慕"。现代研究表明，嫉妒恼怒会使机体的免疫功能紊乱，抗病能力下降。在电视剧《三国演义》中周瑜因嫉恨诸葛亮比他更有谋略，郁闷在胸，最后吐血而亡。这就是消极的心理状态降低人体生理功能而引发身心疾病的典型例子。

驾驭情绪。喜、怒、忧、思、悲、惊、恐是人对不同精神刺激的情绪表达，适度的情绪表达有助于疏导气血，调养精神。但情绪过激、过久，会引起关联脏腑出现病变，其基本规律是肝主怒，过怒则伤肝；脾主思，过思则伤脾；肺主悲，过悲则伤肺；肾主恐，惊恐则伤肾；心主喜，过喜则伤心。这一部分内容在前面我们已经详细讲解过了，在这里就不再重复讲解了。总之，我们要善于"御神"，即要学会控制我们的情绪，不要让情绪影响我们的身心健康。

饮食保健法

《黄帝内经·素问·藏气法时论篇》提出了"五谷为养，五果为助，五畜为益，五菜为充，气味合而服之，以补精益气"的饮食原则。从这个原则中我们可以看出《黄帝内经》对饮食的平衡及调摄非常重视，它指出饮食不仅影响着人体的健康，还影响着疾病的发生、发展及预后。

食五味。从中医的角度来看，每一种饮食物都可以按药物的属性分酸、苦、甘、辛、咸五味，五味和五行相对应，五行生克制化的结果是五行处于平衡状态，同样五味之间也有一个平衡状态，这个状态叫五味俱全。食物的摄入量影响着五味的摄入量，过多或过少都会打破五味的平衡引发疾病，这种情况在中医上被称为五味偏嗜。心、肝、脾、肺、肾五脏分别对应着苦、酸、甘、辛、咸五味，《黄帝内经·素问·至真要大论篇》中说："酸先入肝，苦先入心，甘先入脾，辛先入肺，咸先入肾。"如果长期偏食五味，就会使对应的脏腑脏气偏盛，引发疾病。

食有节。进食的量以及节律也要合理，不能想吃就吃，不想吃就不吃。如果长期进食量不足，会导致脾胃失去水谷充养，功能受损。脾胃运化的水谷精微是人维持生命的物质基础，如今气血生化无源，出现亏虚，脏腑组织就会不得濡养，功能就会出现衰退，身体会出现疾病。进食量过多也不可以，饮食过饱、暴饮暴食会让胃中的食物超出脾胃运化功能所能承受的范围，以致脾胃难以消化转输，功能受损。过饥会损伤脾胃，过饱也会损伤脾胃，这两种情况下出现的运化功能失调都表现为食积停滞。

"养生之道，莫先于食。"合理的营养搭配能够增强人体的抗病能力，延年益寿。中医学强调饮食要膳食结构合理，也就是要五味俱全，寒温适宜，要做到饮食有节、谨和五味。

劳逸有度

《黄帝内经·素问》中提到了"五劳所伤"的概念，即"久视伤血，久卧伤气，久坐伤肉，久立伤骨，久行伤筋"。生命在于运动，但运动的同时我们也要动静结合，做到劳逸适度，不能使身体过久地处于过逸或者过劳的状态。

久视伤血。肝开窍于目，肝藏血，目得血的滋养才能视物、辨物，过度用眼会耗伤阴血。长时间读书看报或盯着电视、电脑屏幕，除了会引起双目干涩、视力下降外，还会出现头晕眼花、心悸失眠等血虚症状。所以平时要注意用眼习惯，不可长时间、过度用眼。

久卧伤气。适当的休息和睡眠可以补养神气，消除疲劳，恢复旺盛的体力与脑力。但过多的睡眠，长时间的卧床会使气血不畅，导致脏腑功能减弱，出现精神不振、倦怠乏力、食少纳呆、头晕气短等气虚症状。这是因为长期卧床，肺缺乏新鲜空气的纳入，"主气"功能受到影响。此外，人的生命活动需要一股向上的精气神，长期卧床压制了这种向上的气势，所以人生病后在医院躺上十天半个月就会感到非常乏力。

久坐伤肉。劳作后适当的静坐休息，可使活动后疏散的气血津液聚拢以滋养肢体肌肉。但久坐可致周身气血运行缓慢，肌肉松弛无力，还会影响脾胃运化功能，使人不思饮食。气血津液生化无源，肢体肌肉失养，身体会出现肌肉消瘦、萎缩、肌力减退等症状。

久立伤骨。长时间的站立，会导致骨骼与关节过度疲劳。站立时，身体起支撑作用的骨骼需要对抗更大的重力，因此长时间站立会导致人体下半身气血运行迟滞，出现腰酸背痛、腿软足麻等症状。

久行伤筋。中医上讲膝为筋之府，适度的行走，可以使人体经筋柔韧强健，让人运动灵活。但走路太多，会使膝关节过度疲倦，这时筋也处于一种紧张和疲劳的状态，变得脆弱，容易受伤。走路太多还可能会出现筋肉、关节扭伤、挫伤等情况。

所以，我们在平常的学习生活中一定要注意避免久坐、久卧、久视、久行、久立，要做到劳逸有度。

◎ 文化撷萃 ◎

三味书屋话覆盆

鲁迅在《从百草园到三味书屋》中曾写道："如果不怕刺，还可以摘到覆盆子，像小

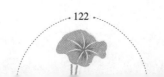

122

珊瑚珠攒成的小球，又酸又甜，色味都比桑葚要好得远。"

覆盆子不仅好吃，还可以入药，具有益肾、固精、缩尿、养肝明目之功效，常用于肝肾虚弱、目暗昏花等病证。据《本草纲目》记载，覆盆子可"益肾脏、治阳痿、缩小便、补肚明目"，适量饮用覆盆子酒可以治疗"虚寒遗尿"。《名医别录》也称覆盆子具有"益气轻身，令发不白"的功效。据记载，东晋医学家葛洪曾患有"夜尿症"，久治不愈。一次，他到山中采药，发现一些带刺的树上有许多红色的小野果，葛洪当时正好饥渴难忍，便一口气吃了许多，结果当天夜里，他一觉睡到大天亮。此后，葛洪便把这种果子列为补肾固精治遗尿的药物，并为其命名为"覆盆子"，意思是吃了它，晚上就可以把尿盆收起来不用了。

苏轼曾在给朋友的信中，提到含有覆盆子的中药方，还特别强调一定要用真正的覆盆子，并介绍了分辨真假覆盆子的方法："覆盆子若不真，即无效。前者路旁摘者，此土人谓之插秧莓，三四月花，五六月熟，其子酸甜可食，当阴干其子用之。今市人卖者，乃是花鸦莓，九月熟，与《本草》所说不同，不可妄用。"

苏轼不仅懂得鉴别覆盆子，他还写了一幅著名的《覆盆子帖》。《覆盆子帖》是苏轼写的一封感谢信。在他谪居湖北黄州时，朋友杜道源采摘了新鲜的覆盆子让儿子去送给苏轼。去时苏轼正好外出了，回来后他便写了《覆盆子帖》以表达谢意。后来，这幅《覆盆子帖》成了传世书法，现收藏在台北故宫博物院内。

想到这红宝石一样美丽的覆盆子，既有让人忍俊不禁的名字来源，又有千古珍藏的传世名帖，可谓是意味深长了。

◎ 掌故趣谈 ◎

岭南第一果

岭南位于中国南部，是我国南方五岭以南地区的概称。一说起岭南的水果，人们会不由自主地想起"日啖荔枝三百颗，不辞长作岭南人"和"一骑红尘妃子笑，无人知是荔枝来"中所说的荔枝。虽然岭南的荔枝负有盛名，但它却不是"岭南第一果"。被称为"岭南第一果"的是一种少为人知的水果，叫益智。据相关古籍记载，益智果本名不叫益智，而唤"摧芋子"。三国时期曹操之子曹植幼时孱弱。一次，一客商送来"摧芋子"，曹植食后，食欲大增，日渐聪明，五岁便能作诗，之后更是七步成诗，于是曹操便将"摧芋子"叫作"聪明果"，后来又叫作"益智果"。

据说，益智果除了能让人变聪明外，还能预测禾稻的丰歉。益智仁的花穗分为上、中、下三节，人们通过观察每节的成熟程度，来预测当年禾稻早、中、晚三收的丰歉。如果三节皆实，则三收皆丰；如果三节皆不能实，则可能会是荒歉之年。苏轼在《东坡杂记》中云："海南产益智，花实皆作长穗而分三节，其实熟否，以候岁之丰歉。"

◎ 识药学技 ◎

百 合

百合是一种具有美好寓意的鲜花，生活中经常能在花卉市场看到它的身影。中药百合是百合的干燥肉质鳞叶，具有养心润燥、养心安神、补益脾胃的作用，常用于治疗肺热咳嗽、脾胃虚弱或者失眠多梦等症。《食物本草》在介绍百合的食用法时说："百合新者，可蒸可煮，和肉更佳；干者作粉食，最宜人。"

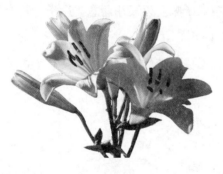
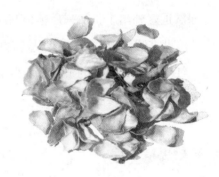

百合原植物　　　　　　　　　　　　百合饮片

蒲公英

轻轻一吹，就能看见漫天飞舞的小伞，这种带有童话色彩的植物就是蒲公英。蒲公英主要有清热解毒、消肿散结、利尿、退黄疸等功效。在我们感冒咽喉肿痛的时候可以用蒲公英泡水喝。蒲公英还可以吃，生着吃、炒着吃、做汤吃都可以。不过，蒲公英性寒凉，不能大量食用，否则可能会引起腹泻。

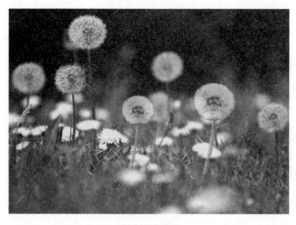

蒲公英原植物

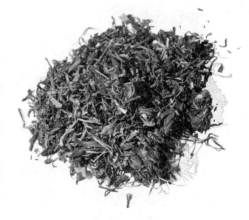

蒲公英饮片

天枢穴

天枢穴属于足阳明胃经上的腧穴，也是六腑中大肠的募穴。位于人体腹部，与肚脐相平，在人体前正中线旁开2寸的位置上。中医认为人体肚脐以上属阳、属天，肚脐以下属阴、属地，天枢穴与肚脐相平，能起到沟通天地的作用，有天地间枢纽的寓意。通过按压、针刺、艾灸等方法刺激天枢穴，能起到调节身体消化吸收功能的作用。所以，不管是腹痛、便秘还是腹泻，都可以通过按揉天枢穴来进行辅助治疗。

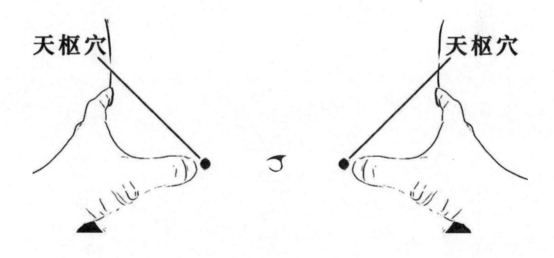

天枢穴示意图

◎ **中医书架** ◎

草木无情，有时①飘零。人为动物，惟物之灵。百忧感其心，万物劳其形，有动于中，必摇其精。而况思其力之所不及，忧其智之所不能，宜其渥然②丹者为槁木，黟然③黑者为星星④。奈何以非金石之质，欲与草木而争荣？念谁为之戕贼⑤，亦何恨乎秋声！

简介：

本文节选自宋朝文学家欧阳修的《秋声赋》。秋在古代是肃杀的象征，文章通过对草木经秋而摧败零落的描写，表达出了作者屡次遭贬的郁闷、忧愁、内心荒凉的心境。

注释：

①有时：有固定的时限。②渥然：色泽红润貌。③黟然：形容黑的样子。④星星：头发花白的样子。⑤戕贼：残害。

后 记

　　中医药学是中华民族的伟大创造，为中华民族的繁衍昌盛和人类健康做出了巨大贡献，是我国几千年灿烂历史的重要组成部分。中医药学能够历经几千年风雨延续至今，以其神奇的疗效和强大的保健养生功能成为全人类的健康福佑，是中华民族祖祖辈辈智慧传承的结果。

　　19世纪初，西医大量涌入中国，对中医造成了巨大冲击；民国时期的"废止中医案"等也严重冲击、阻碍了中医的发展，中医国粹一度陷入了岌岌可危的境地。新中国成立后，幸得党中央、国务院的高度重视，中医才又重新走上了向上的发展之路。在20世纪六七十年代，随处可见"一根针一把草，治疗疾病是个宝"的中医宣传标语。在那个年代，农村赤脚医生用针灸、推拿、汤药等中医治疗手段守护了亿万农民的生命健康。

　　近年来，党和国家高度重视中医药领域的发展：2016年，国务院印发《中医药发展战略规划纲要（2016—2030年）》，把发展中医药上升为国家战略。2017年10月，党的十九大报告提出"实施健康中国战略"，要"坚持中西医并重，传承发展中医药事业"。2019年10月，习近平总书记在全国中医药大会上强调，要遵循中医药发展规律，传承精华，守正创新，加快推进中医药现代化、产业化，坚持中西医并重，推动中医药和西医药相互补充、协调发展，推动中医药事业和产业高质量发展，推动中医药走向世界，充分发挥中医药防病治病的独特优势和作用。

　　随着我国卫生与健康事业的发展进入新时期，互联网、大数据、人工智能等新技术的不断涌现，为新时代中医药的传承和发展提供了更好的机遇。屠呦呦在几十年研究的基础上，从晋朝葛洪《肘后备急方》"青蒿一握，以水二升渍，绞取汁，尽服之"的文字中获得启发，成功从中草药青蒿中提取出了青蒿素，获得了2015年度的诺贝尔生理学或医学奖。如今，以青蒿素为基础的联合疗法（ACT）已成为世界卫生组织推荐的疟疾治疗的最佳疗法，成功挽救了全球数百万人的生命，是新时代中医药现代化发展的典范。

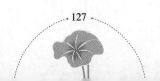

现在，中医药在常见病、多发病、慢性病及疑难病、重大传染病的防治中发挥着巨大作用，越来越受到国际社会的广泛认可。2020年新型冠状病毒肺炎在全球流行，中医在整个疫情的防控和疾病的救治中，发挥了不可替代的作用。在北京市中医管理局2020年6月印发的《北京市新型冠状病毒肺炎中医药防治方案（试行第五版）》中，连花清瘟颗粒（胶囊）被推荐用于医学观察病例、医学隔离病例和成人确诊病例中疫邪外犯证、疫毒袭肺证、疫毒闭肺证的治疗。鉴于中医药在疫情防治过程中发挥的巨大作用，其他国家纷纷向中国寻求中医中药的援助。《人民日报》刊发的《让中医药瑰宝惠及世界》中说："病毒没有国界，疫情不分种族。中医药是中华文明的瑰宝，有实力为全球战疫贡献中国智慧、中国方案。"

国务院2016年12月发布的《中国的中医药》白皮书显示，中医药已经传播到183个国家和地区，已成为中国与东盟、欧盟、非洲、中东欧等地区和组织卫生经贸合作的重要内容，已成为中国与世界各国开展人文交流、促进东西方文明互鉴的重要内容，已成为中国与各国共同维护世界和平、增进人类福祉、建设人类命运共同体的重要载体。

随着人们对中医药的逐渐认可，中医药发展的步伐将更加自信稳健。未来，中医药将与现代科学技术相结合，探索医药卫生保健的新模式，服务于世界人民的健康福祉，为世界文明的发展做出更多更大的贡献。